Correrás sin
fatigarte y andarás
sin desmayar

Correrás sin fatigarte y andarás sin desmayar

Asdrúbal García

Número de Control de la Biblioteca del Congreso
de EE. UU.:   2011913549
ISBN: Tapa Dura   978-1-4633-0709-7
                Tapa Blanda   978-1-4633-0708-0
                Libro Electrónico   978-1-4633-0707-3

La información, ideas y sugerencias en este libro no pretenden reemplazar ningún
consejo médico profesional. Antes de seguir las sugerencias contenidas en este
libro, usted debe consultar a su médico personal. Ni el autor ni el editor de la
obra se hacen responsables por cualquier pérdida o daño que supuestamente
se deriven como consecuencia del uso o aplicación de cualquier información o
sugerencia contenidas en este libro.

Este libro fue impreso en los Estados Unidos de América.

Para pedidos de copias adicionales de este libro, por favor contacte con:
Palibrio
1663 Liberty Drive, Suite 200
Bloomington, IN 47403
Llamadas desde los EE.UU. 877.407.5847
Llamadas internacionales +1.812.671.9757
Fax: +1.812.355.1576
ventas@palibrio.com
349725

VERDE QUE TE QUIERO VERDE

PRÓLOGO

Comenzar a escribir un libro no es fácil, siempre tuve la inquietud de hacerlo pero no sabía cómo? como empezarlo? que tema? no se pero sentía que tenía que hacerlo . . . hasta que se me prendió la chispa. Desde hace un tiempo una gran amiga me enseñó como los verdes son importantes en nuestras vidas preparando un batido de verdes con ingredientes naturales que tenemos ya en casa o en la tienda de verduras y vegetales . . . y eso me despertó el interés de comer más sano y recordando aquellos tiempos en que mi madre desde pequeño me había enseñado que con frutas y vegetales me podría librar de un dolor de estomago que sufrí por mucho tiempo por mi mala alimentación en el pasado. Pero el nombre del libro fue parte de uno de mis más recientes viajes a Venezuela tratando de ayudar a mi familia como comer más sano, como había adelgazado sanamente y lo más importante como me había librado de tantas enfermedades . . . y como todos los días hacía mis licuado de verdes, me decían ya me tienes verde con tus verdes.

Pero a la final se empezaron a sentir mejor y más sanos, y en solo tres semanas que estuve compartiendo con ellos, cada mañana me pedían quiero más verdes . . . bueno pero fue hasta en el facebook que chateando todos preguntando cual es la receta? Decía Zulay Hurtado algunos no entendía de que se trataba y dije voy a escribir un libro mejor . . . lo dije jugando y mi prima Adriana Torín tuvo un sueño de que yo había hecho este libro y yo esa misma noche casi no pude dormir pensando y que tal si lo hago? que nombre le pongo? otra amiga en Miami, Damaris Yajure (periodista) animándome dice yo te ayudo a escribirlo y después me llama dándome ideas para iniciar que fueron de mucha ayuda. Y me dijo; tu hija ya te dio el nombre, claro!

9

Yanira dijo; "verde que te quiero verde" pero a la final llego el sobrino Hector Enoch Arraez y dijo Tío suena mejor *"Correrás sin fatigarte y andarás sin desmayar"* de ahí parte el nombre y deje los dos, a todo esto también siempre quise hacer algo más que una receta que pudiera ayudarnos a purificar y alimentar el organismo tanto por dentro como por fuera y te garantizo que lo que vas a leer a continuación te ayudará a mejorar tu vida un 100% en salud y en éxito total . . . mientras escribo el libro para compartir el secreto de una vida más sana y vitalidad, pinto cuadros, canto, toco guitarra, hago ejercicios, escucho música, chateo con mis amigos en facebook . . . soy muy inquieto pero lleno de vida y amor, todo esto me inspira para hacer lo que estoy haciendo.

También dedico este libro a mi Maita, principalmente mi madre la que me engendró y me enseñó desde pequeño a alimentarme más sano con un famoso tres en uno(remolacha, zanahoria y naranja) con alimentación semi-vegetariana, a mi familia, a mi esposa Gisela, hijos, nietos, incluyendo. También a los que son más que familia y a mis mejores amigos.

De no ser por todos ellos y su inspiración no hubiese logrado esto . . .

INTRODUCCIÓN AL "VERDE QUE TE QUIERO VERDES"

Como dije en el prólogo esto será más que una receta de adelgazar sanamente el libro incluye varios temas de motivación e introducción a una vida sana como:

1-Actitud
2-Determinación
3-Armonía en la vida
4-Salud
5-Ingredientes y propiedades del "Drubinlife"
6-"E-mail" para compartir
7-Presentacion de Salud
8-Síntomás que aparecen con la edad y forma de tratarlos

Actitud

La actitud es la herramienta clave para el éxito en la vida, el 90% de todo nuestro éxito depende de nuestra actitud, el 10% restante depende de las circunstancias que te rodean y que tú no puedes controlar. En nuestro trabajo hay mucho que se nos pide y depende de nuestra actitud para realizarlo ejemplo; Pedro ya tiene tiempo trabajando en una empresa donde se desempeña con mucha experiencia pero su actitud podría cambiar todo se le manda hacer algo en el cual piensa que no necesita tantas explicaciones de algo que él ya sabe lo que tiene que hacer, sin embargo lo hace como siempre y luego se le pide a José (que es nuevo en la empresa)que haga lo mismo y los hace en menor tiempo y con mayor calidad, ya

Pedro pone su trabajo en riesgo . . . se necesita una buena actitud para todo. Vamos a describirlo más entendible, hacer las cosas de buena manera, animado por ti mismo, aún para hacer una dieta por ti mismo necesita s una buena actitud de lo contrario no obtendrás el ánimo necesario para seguirlo. ¿Se acuerdan de la parábola bíblica del buen pastor? (Juan 10:11-13), el asalariado hace las cosas por obligación, pero el día que vengan ladrones a robarle las ovejas corre por su vida pero no las defiende porque no son de él, en cambio el verdadero dueño las defiende hasta con su propia vida. Si no eres capaz de defender tu salud con tu propia vida y sacrificios y no puedes tener una buena actitud, nada funcionará hasta que cambies. Si no eres capaz de tomar una determinación de velar por tu propia vida nada funcionará, hasta en todo se aplica con tu pareja, con tu dieta, tus proyectos, trabajo, familia, estudio y todo lo que te rodea, etc. por supuesto el 90% dependerá de ti, el otro 10% no lo podemos controlar, pero aún así es nuestra actitud quien nos llevará al triunfo total de lo que queramos hacer.

Aun los más millonarios han logrado su éxito gracias a la actitud y auto motivación que tienen para logra las cosas. tu vida depende de ti, nadie más se preocupara por ti! que tú mismo. Existe un pasaje bíblico que dice que uno de los mandamientos como el segundo más grande de todos, es amar a tu prójimo como a ti mismo, no importa de qué religión seas! Lo que debemos entender es que si no nos queremos a nosotros lo suficiente como para cuidar esta máquina que nos lleva a todas partes que es nuestro cuerpo, entonces quien lo va hacer?

Somos capaces de cuidarnos la piel con cremas, nos bañamos y cuidamos todo nuestro cuerpo por fuera con las modas, ropas, y vestidos lujosos, costoso, y hermosos pero es Como lavar un auto bien por fuera y hacerlo brillar con buenas ceras, pero nunca le cambiamos el aceite, ni bujías, ni gasolina. Algún día se acabará y nos dejara tirados. Nuestro vehículo fue prestado para transportarnos a todo lugar, una computadora perfecta que engrana y coordina todos nuestros sentidos, imagina dejar que entren todos los virus que la contaminaran, imagina ponerle el peor aceite viejo y sucio a tu carro o echarle soda a tu tanque en vez de gasolina, o pintar grafitis y romper los vidrios a tu templo sagrado que es tu cuerpo . . . "que desastre sería verdad" . . . pues eso hemos estado haciendo vandalismo con nuestro cuerpo sagrado, somos el milagro de la vida, pero nos hemos dedicado a contaminarlo con cuanta basura salga nueva en la televisión y publicidad o cualquier aviso . . . sabemos que todos los excesos hacen daño, buscamos excusas para decir, mi cuerpo lo necesita!, como el cuerpo necesita cierto grado del alcohol le ponemos todo lo que se pueda para almacenar todo el año, y como también necesita algo de grasa almacenamos como para más de 2 años y hasta para 3 personas en uno, que hemos hecho? preferimos refrescos artificiales y que de dietas sin ninguna vitamina, aguas sucias carbonadas para contaminar nuestro cuerpo y decimos de algo tenemos que morirnos! "Lo que no mata engorda" y es que la muerte por mala alimentación no es fulminante de un día para otro, toma tiempo y mata lentamente y lo peor que cuando caes en un hospital sin darte cuenta porque estás ahí, no se acuerdan que tú mismo fuiste el culpable de llegar a ese punto con toda la basura que le metiste a tu cuerpo. Porque esperar a que sea un médico el que te diga ya no puedes seguir comiendo esto o lo otro por culpa de todos esos abusos que hiciste con tu mala alimentación . . .

Algunos pagan miles de pesos y botan dinero sacando la grasa con famosas máquinas que en un día que te chupan la grasa y te cosen de nuevo o te engrapan el estomago, sistemas de laser y otras cosas arriesgando y atentando contra sus vidas solo para verse mejor pero siguen comiendo lo mismo siguen con todas las mismas tradiciones y tienen la actitud de decir ahora con dinero todo se arregla . . . nooo!!! estamos acabando con nuestra máquina, el único vehículo que en un principio funcionaba a la perfección, hasta que lo dejamos contaminar.

Necesitamos cambiar toda nuestra actitud y podremos gozar de mejores resultados y una mejor salud. Pero todo esto dependerá de tu actitud si te familiarizas con todas estas incógnitas es porque necesitas hacer un cambio en tu vida, si has probado de todo y piensas que ya no vale la pena tratar nada más, necesitas cambiar esa creencia y la actitud para decir; yo quiero tratar, yo quiero cambiar, yo quiero mejorar, y así evolucionaremos en la vida.

Determinación

Hay que tener valor decisión para comenzar cualquier dieta o emprender cualquier empresa, negocio o relación amorosa. Le digo que esto será más que una dieta porque necesitas estar bien en todos estos tres puntos porque cualquiera de estos tres que le falte te puede llevar a la depresión y descuido personal.

Somos y fuimos creados para resolver cualquier situación en la vida, dependiendo de la determinación que tomemos, lograremos cambio en nuestras vidas, destino o futuro . . . se necesita tener valor para tomar decisiones importantes y sin importar si perdemos o ganamos pero en muchas ocasiones sí sabemos de seguro que por este camino vamos a tener mejores resultados y en el caso de nuestra salud sabiendo que agregando más vegetales y frutas a nuestro cuerpo estarán mejor alimentados todos nuestros órganos.

Sabemos que los resultado serán fabulosos no podemos titubear o dilatar o decir mañana, o empezando el próximo mes, después que pase la navidad, mejor cuando pueda ganar más dinero, o mejor cuando me inscriba en el gimnasio, o cuando mis hijos crezcan, o cuando se gradúen o cuando se casen, o cuando me aumenten el sueldo, o cuando cambie de trabajo, cuando me mude, cuando tenga tiempo, cuando empiece el verano, nooo!!! Ya basta de excusas!!! El momento es ahora! ya basta de excusas y pretextos, hoy se murió excusas ya no existe en mi vocabulario, ahora solo tengo una determinación de hacerlo y nadie, ni nada me detendrá, algunos sueñan con el éxito, otros despiertan y van a buscarlo, o hacemos lo que me va ayudar a mi salud o me quedo haciendo excusas. Si tú crees que esto te ofendió, y porque ya conseguiste una excusas para no hacerlo o leerlo juzgando lo que dice este libro, regresa el libro o regálalo a otra persona que lo va aprovechar . . .

Pero si decides seguir leyéndolo y hasta el final . . . ya es tuyo el triunfo.
También es tuyo el libro y ya somos dos que salimos ganando.

La vida se compone de "buenas decisiones" "mejores decisiones'" la
apropiada y la acertada decisión "en cuál de esas tres crees Tú que
estas? tomando la decisión ahora para cambiar tu vida para bien? . . .
por lo menos hasta aquí se que tomaste una buena decisión de seguir
leyendo, la mejor cuando lo termines de leer, y la más acertada te
darás cuenta cuando pongas en práctica lo que te enseñemos. Te das
cuenta? así se componen las decisión es en la vida. Ahora ya sabes
este gran secreto. Aún para casarte y elegir tu futura esposa/esposo,
si eliges una buena compañía dirás tome una buena decisión, tienes
hijos y viven en armonía y mutuo acuerdo/la mejor decisión / y al
final se casan los hijos, vienen nietos todos felices y dirás fue una de las
mejores decisiones' y la más apropiada superior acertada decisión "así
será cuando te toca elegir entre un trabajo y otro entre un buen sueldo
o un trabajo que te haga feliz . . . he aquí la diferencia algunos podrán
pagarte más pero la amarguras que te causaran no compensara tus
pagos preferirías estar más feliz y aún con un poco menos de salarios?
O más dinero en mi bolsillo y más stress? depende de tu decisión,
como todos pasamos etapa tan difícil donde no sabes que decidir
porque voy a herir a muchos También se que un divorcio es como
pensar que la decisión que tome estaba mal, me equivoqué no hasta
este momento cumplí con una misión en la cual disfruté lo que tenía
que disfrutar, aprendí lo que tenía que aprender, no te culpes de nada
no te lamentes de nada, en ese momento fue la mejor decisión y si la
cosas no caminan cómo quisieras y no te sientes feliz realizado por
completo entonces tómalo como que ocupaste un espacio importante
en la vida de esa persona en el momento oportuno . . . . ya disfrutaste
todo lo que vivisteis hasta ese momento También, si quedaste casado
con tu cónyuge ideal, porque no ser más felices haciendo que todos
los días sea una nueva aventura de tu vida . . . tanto en la hora de
cenar o comenzar el día, o salir a comer afuera de vez en cuando,
jugar juntos, compartir, bailar, detalles, darse momentos calidad
íntimamente no volverse monótonos . . . salir de la rutina porque
como dice la canción el amor acaba, si no se riega con detalles como

las plantas se desvanece y pasa hasta en las mejores familias . . . tienes
un hermoso jardín con flores y rosas que cuidar . . .

Constantemente, regándolas con agua limpia, abonando la tierra,
cuidando de los insectos, podándolas y el sol hace el resto . . . Así
es con nuestra pareja depende de la determinación que tomemos en
hacer lo que sabemos que tenemos que hacer!.porque me imagino
que ya debes estar asentando la cabeza diciendo tienes razón.!!! Pero
toma la determinación ahora de hacer algo por ti mismo y decide
que esto será para tu propio bien comenzando hoy mismo . . . pero
recuerda si tienes que amar a tu prójimo como a ti mismo empieza
por amarte a ti realmente y cuidar de ti primero y veras que será más
fácil hacerlo por los demás y tu pareja es También tu prójimo . . . ve
y salva el amor no creo que quieras empezar esta dieta con depresión
¡estas a tiempo!;

EL VERDADERO ARTE DE AMAR ESTA EN
VOLVERSE A ENAMORAR DE LA MISMA PERSONA . . .

Y se necesita salud para rendir 100% en todos estos puntos que
mencionamos . . .

Armonía en la vida

Todo en la vida se basa en armonía: porque pensamos que todo
debe estar en armonía? no se trata de balancear perfectamente la
vida las cosas que hacemos, por la razón que no somos perfectos.
fíjate en la música cada canción con todo su acompañamiento, bajo,
piano, guitarra, saxo, percusión y las voces todos armonizando una
melodía que deleita el oído y alimenta el alma y el espíritu. Cada
instrumento es diferente produce sonidos diferentes pero todos
juntos afinados hacen una canción una melodía, eso es armonía hay
personas que pueden ser muy buenos en los negocios y un fracaso
en el matrimonio, excelente estudiantes y malos administrando de
sus negocios, buenísimos en el amor y un fracaso en los estudios o
inestables en el trabajo . . . o millonarios y su salud en riesgo y un

desastres en el amor e indecisos, doctores de salud y andan obesos o con diabetes . . . zapatero a su zapato, cada oveja con su pareja . . . existen muchas claves que te ayudan armonizarte en la vida. No quiere decir que alguien que tiene mucho dinero ya es rico! hay gente que son tan pobre que solo tienen dinero.

Se necesita armonizar; se armoniza cada parte de tu vida como una composición musical. Me gusta esta parte porque sin ser perfectos podremos lograr la paz y felicidad interior que buscamos, también a veces tenemos muchas cosas y no las valoramos . . .

Porque somos inconformes y siempre buscamos algo más, empecemos con elegir los instrumentos que queremos; financiero, relación con los demás, espiritual, mental, y físico. Cada uno de estos entonando las notas coordinadamente armonizan la vida para hacernos más felices y ameno nuestro viaje . . . cada uno de nosotros tiene el poder de mejorar cada instrumento para que de su nota a la perfección, es cuestión de entender bien como afinamos y cuidamos cada nota . . . vamos a describir cada una de ella solo para ilustrar un poco lo que significa. voy a empezar por la salud que es la razón de este libro.

Salud

Nosotros sin salud no podremos estar dispuesto hacer muchas cosas importantes en la vida, porque en algún momento de nuestras vidas esta máquina dejara de funcionar correctamente y empezaran las fallas y lamentaciones. Hoy día a mis 49 años puedo leer cualquier libro sin necesidad de lentes. el abuso a nuestro cuerpo lo irá deteriorando en partes, y aquellos niños que desde pequeños han nacidos con deficiencia También viene de los padres en parte que desde antes y durante su embarazo no le dio lo que su cuerpo necesitaba para alimentar o nutrir mejor a ambos. Herencia, genes, son muchas la causas y es impredecible. Algunos cuerpos ya vienen propensos a enfermarse por eso si desde pequeño enseñamos y ayudamos a nuestros pequeños a cuidarse alimentándose sanamente no sufrirán tanto cuando lleguen a grande . . . si nuestro templo no tiene energía ni para levantarse temprano o energía para hacer ejercicios entonces hay algo que hemos estado haciendo mal, y no esta funcionado en su mayor potencial, estamos desperdiciando los días. Pero trataremos esto con más detalles en nuestro siguiente párrafo de salud solamente.

SALUD

Todos los días un batido de estos verdes en ayuna es excelente para mantener una larga vida sana llena de energía:

Apio España, espárragos, pepinos, espinacas, lechuga, aguacate, nopal, kiwi, vainitas, uvas verdes, manzana verde, pera, rábano, zanahoria, berro, mango, banano, fresa para endulzar, y para dar un poco de sabor agradable . . . preferiblemente no azucares agregadas no de esas para diabéticos. Cada fruta y cada vegetal en su sazón . . . preferible natural para mejor resultados, todo líquido con jugo de manzana o pera natural orgánico o hecho en casa con extractor.

Uno o dos limones ayuda a mantener neutral el sabor y dura más, aunque después de prepararse los primeros 25 minutos es el mejor momento para tomarlo, debe comerse fresco recuerda es una ensalada liquida. Recuerda flacos gordos diabéticos (sin azúcar) es lo que la naturaleza nos provee, que mejor que eso para comenzar el día ! es lo que nunca les va hacer daño aunque lo tomaran en exceso.

Eso si quieres bajar de peso y sentirte saludable elimina las gaseosas y todos sus derivados (refrescos endulzó colorantes etc., ni tampoco los que dicen diet, light). Quieren que funcione con mejores resultados no coman tarde de noche (cena antes de las 5pm) solo un vaso de V10 natural, una ensalada y verán los cambios por supuesto, siempre consulten a su médico, la clave es que te ayuda a mantener tu cuerpo alcalino y en un cuerpo alcalino no entra enfermedad . . . Es rico en antioxidantes purifica tu organismo, limpia el colon y es vida mejor que un café en el desayuno te vas a dar cuenta que tu cuerpo te lo pedía.

Toda muerte causada por enfermedad es antinatural(es decir cualquier enfermedad de tu cuerpo fue causada por tu mala alimentación), existe una sola enfermedad y es la autointoxicación, la mayoría de nuestras costumbres piensan que desayunarse con un café, un refresco o un pan dulce, o una dona, se están alimentando y eso hace más tu cuerpo ácido te apresura al área del cáncer, y necesitas 32 vasos de agua para purificar un cuerpo de una gaseosa. Nos estamos auto envejeciendo, prematuramente. El mismo efecto de dependencia te lo produce un café.

Porque crees que existen las farmacias? Para vendernos los que nos hace falta en el organismo vitaminas para agregar lo que nuestro cuerpo escasa y remedios para calmar lo que nosotros mismos nos hemos auto intoxicado, vitaminas que se encuentra en las frutas y vegetales porque no recibimos estas vitaminas en nuestro cuerpo en todo el día . . . además nuestro cuerpo se balancea con el PH, medicamente se mide en esta forma del 1- 14 si su PH esta en 7+ o un poco más estarás siempre sano alcalino.pH(potential of hydrogen)

(1-2 (-3.5-4 -5.5)-6 –   7   +8+9+10+11+12+13+14)
ÁCIDO cáncer ---------neutro ------ALCALINO salud total

Un cuerpo con -3.5 a -5.5 ácido ahí es donde se activa el cáncer. Mientras que en un cuerpo alcalino no entra enfermedad.

Y usted se pregunta . . .

Y que lo hace alcalino?

Los verdes que nos dio el Creador desde Adán y Eva, Dios dijo: He aquí os he dado toda hierba que da simiente que esta sobre la faz de la tierra todo árbol que de fruto, será para ti para comer.

(Génesis 1:29). (no dijo toda gaseosa o toda papitas fritas, o toda mantecas y frituras, y excesos de dulces será para aumentarles el cuerpo y dañarles la salud si quieres vivir enfermo tu vejes y envejecer más temprano hagan lo contrario de lo que enseño Dios en las escritura desde hace siglos. También el páncreas que produce la insulina natural del cuerpo solo se alimenta de verdes, podemos pasar todo el día comiendo de todo pero si no hubo verdes en el cuerpo, no se alimenta el páncreas y se irá muriendo lentamente de hambre y te conviertes en un diabético y un diabético es un páncreas muerto ya no hay cura.

¿No quieres ser diabético verdad? come verdes pero todos los días.

Ahora las frutas deben comerse con el estomago vacio en las mañanas preferiblemente porque lo digiere el intestino, y no el estomago y es lo que purifica También el colon, También está allí la función de la fibra.

Y sabemos que la mayoría de estos vegetales sirven para cuidar la piel, También se puede usar en la piel por fuera y el mayor resultado será siempre de adentro hacia afuera.

También debemos hacer ejercicios diariamente como caminar o pasear bicicleta, caminar con el perro . . . Muchas maneras de ejercitarnos de 10 a 25 minutos diarios para empezar así nos mantendrá más enérgicos y más saludables todos los médicos recomiendan hacer ejercicios regularmente.

También podemos cambiar nuestro metabolismo comiendo porciones pequeñas cada tres horas como; una manzana, almendras, o barra de avenas, granola, nueces en general, uvas, naranja, etc. . . derivados. esto acelera el metabolismo y hará que rebajemos También. El desayuno debe ser grande y el almuerzo También más no la cena debe ser pequeña. o solo un V10 Natural hecho en casa que también aquí te enseñaremos como hacerlo . . . o apoyarse en batidos especiales y nutritivos como los de Proteínas Y vitaminas. No comer frutas en la noche las frutas solo en la mañana y en las tarde al menos que sean acidas como piña.

EL DRUBINLIFE

Esta fórmula especial contiene todo lo que el cuerpo necesita y si hay alguno de estos ingredientes que no es convenientes para ti lo puedes eliminar o simplemente no lo uses (no porque no te gustes sino especialmente si es que eres alérgico a uno de todos estos ingredientes) pero todos estos son beneficiosos para tu cuerpo . . .

He seleccionado 11 vegetales y 6 frutas todos milagrosos y ricos en propiedades para sanar o prevenir cualquier enfermedad de tu cuerpo y he aquí te daremos la información de lo que tiene cada uno para que te lo comas con gusto pensando lo beneficioso que será siempre para tu salud . . . he hecho una investigación minuciosa y he aquí todo lo que hace cada uno. No olvides consultar a tu médico, si tienes alguna duda.

Ingredientes y medidas del Drubinlife;(equivalente a un litro)
NOTA IMPORTANTE: (limpiar todo bien antes de usar)

1 APIO, (una rama de Celery) ½ MANZANA VERDE, ½ pera,
6 VAINITAS, (con todo capucha Green beens) 12 UVAS VERDE
    (de 12 a 15),
2mj ESPINACAS (2 manojo), 1 KIWI (uno pequeño entero con
    cascara)
2r BERROS (2 ramas de watercress nombre en inglés del berro) ½
    MANGO (con cascara sin la pepa),
1 ZANAHORIAS pequeña (con todo), 2 FRESA (con las hojitas de
    corona incluidas)
1 hoja LECHUGA, 1 BANANA (solo la banana sin cascara)
½ palma de la mano de NOPAL (cactus)

½ AGUACATE (sin cascara y sin pepa),

2 r RABANO (dos con cascara y las ramas),

½ PEPINO (con cascara sin pelar),

1r ESPARRAGOS (una rama),

2 BROCOLI(2 ramas o capullos pequeños),

MEZCLAR TODO EN LA LICUADORA CON JUGO DE MANZANA TODO CON FIBRA Y CASCARA (excepto las semillas de manzana del aguacate, mango, y banana . . .)(a veces coloco ½ vaso de agua de coco)

Tomar cada mañana el Jugo concentrado de verdes DRUBINLIFE (Green

Smoothie) El poder de los Verdes . . . AHORA Vamos analizar las

Propiedades para que sepas los verdaderos beneficios que estas poniendo en tu cuerpo . . .

APIO (CELERY)

Los beneficios del apio para bajar de peso, se basan en las propiedades curativas del apio para la obesidad:

- **Diurético**: Gracias a las sustancias que lo componen como: salinero, limoneno, asparraguina; podemos decir que aumenta la eliminación del exceso de líquidos, ayudando no sólo a bajar de peso, sino a controlar la tensión arterial.
- Bajo aporte de calorías: 100 grs de vegetal, sólo aporta 17 calorías.
- **Saciante**: Gracias a su alto contenido en fibra, el apio logra regular el apetito.
- Depurativo: Por su alto contenido en fibra insoluble, es un excelente depurador del intestino, logrando de esta forma eliminar todo tipo de toxinas que se puedan encontrar retenidas.

Además de las propiedades curativas del apio para la obesidad, este vegetal posee otras virtudes tales como:

- Disminuye el colesterol sanguíneo.
- Mejora la circulación, lo cual beneficia al sistema cardiovascular.
- Ayuda a eliminar el ácido úrico.
- Actúa como sedante y tranquilizante.
- Es antioxidante por su contenido en vitamina C, E, y minerales como el selenio, cobre, magnesio, hierro, fósforo, etc.

Como verás, además de ayudarte a bajar de peso, beneficia tu salud en general. No lo dudes prueba con lo natural. La naturaleza es sabia y te brinda todo lo que tú necesitas.

VAINITAS (green beens)

Poroto verde (Natured canned) Los porotos verdes (Phaseolus vulgaris var. vulgaris) también llamados chauchas, ejotes, judías verdes, bajocas, vainas, vainitas, vainicas, habichuelas tiernas, o simplemente, habichuelas, son los frutos inmaduros de varias especies de fabáceas; técnicamente legumbres, son vainas aplanadas y alargadas, en cuyo interior se dispone un número de semillas variable según la especie. Aunque en el proceso de maduración las paredes de la vaina se endurecen mediante la formación de tejidos fibrosos, en su forma inmadura resultan comestibles y se consumen como verdura.

A pesar de que algunos historiadores afirman que su procedencia es asiática, la mayoría sitúa su origen en América. Precisamente, las judías verdes fueron uno de los alimentos que encontraron los colonos europeos en su conquista americana. Su llegada a España tuvo lugar unos años más tarde con las expediciones que volvían del nuevo mundo, aunque entonces sólo se utilizaron por sus semillas.

Desde un punto de vista botánico, las judías verdes pertenecen a la familia de las legumbres o leguminosas (Phaseolus sp), concretamente al grupo de las alubias o habichuelas. Debido a su forma de consumo y a sus propiedades nutritivas, sin embargo, se han venido considerando como verduras.

Las judías verdes poseen un escaso valor energético, ya que aportan cerca de 30 Kcal /100 gr, casi el 90% de su peso es agua, un 4-5% carbohidratos, un 2,5% fibra y un 2% proteínas. Su contenido esta en los micronutrientes –vitaminas y minerales- se sitúa en los valores del grupo de hortalizas, Las judías verdes enlatadas no son lo mismo en su composición de las frescas. Como resultado de la cocción en autoclaves absorben agua, y produciéndose algunas pérdidas vitamínicas, al igual que durante el proceso de cocción tradicional en nuestros hogares.

Podemos destacar el contenido de carotinoides en vainitas frescas (un 40% más) y de hierro (un 20% más que las judías cocidas). En resumen, podemos decir que una ración media de 175 gr de judías verdes aporta 30 Kcal, el 13% de las necesidades diarias de fibra, al menos el 17% de las de hierro, el 28% de los requerimientos de ácido fólico, el 20% de las ingestas recomendadas de vitamina A y en torno a un 5% de las vitaminas del grupo B.

Propiedades: las judías verdes representan un alimento muy digestivo, con un efecto diurético y depurativo que previene y mejora patologías hepáticas.

Ricas en vitaminas A, B6 y C, en ácido fólico y en fibra, estas legumbres no contienen grasas. Con estas propiedades, las judías verdes pueden formar parte de cualquier dieta de adelgazamiento.

El calcio, presente en su vaina, ayuda en el crecimiento de los niños, en el embarazo, en la menopausia y en enfermedades como la osteoporosis. Como el resto de las legumbres, las judías verdes son una fuente de hierro y muy recomendables para incluir en la dieta de los que padecen anemia. El consumo de judías verdes baja el nivel de azúcar en la sangre, bondad de que se pueden beneficiar a diabéticos y alivia dolores reumáticos.

ESPINACAS:

No es casualidad que el endeble Popeye necesitase una lata de espinacas cada vez que quería defender a la pobre Olivia del acoso de Brutus . . . de hecho, la fama que tiene esta verdura es totalmente merecida, No obstante, sus propiedades nutritivas son muchas, ya que no sólo aportan energía y fuerza, además son ligeras y no tienen un solo gramo de grasa.

El aporte calórico de las espinacas es mínimo: 100 gramos de esta verdura aportan sólo 16 calorías. Tampoco tiene colesterol y no tienen grasas, con lo que se convierte en ingrediente imprescindible para dietas de adelgazamiento.

Las espinacas se consideran una fuente poderosa de minerales, sobre todo de hierro. Aunque las cantidades de estos minerales son importantes, No sólo su absorción es variable, sino que estas verduras poseen mucha más cantidad de magnesio, calcio, fósforo, potasio y sodio, de ahí que sean vitales en la alimentación de niños y adolescentes. Las hojas disponen de ácido fólico en abundancia, esencial para la formación de la sangre. Pero, a su vez, suministran importantes cantidades de ácido úrico y oxálico, por eso, aquellos que padezcan gota, cálculos renales o artritis deberán consultar con su especialista para que les recomienden el consumo más adecuado para ellos.

En cuanto a sus vitaminas, las espinacas tienen gran cantidad de betacarotenos, precursores de la vitamina A, También son rica en vitamina B9, que disponen de una importante función anti-cancerígena. Las espinacas también tienen vitamina C, aunque se pierde al cocinarlas, por eso en los estados carenciales de vitamina, es mejor tomar esta verdura en ensalada o en el Drubinlife.

Componente	Espinacas crudas	Espinacas hervidas
Lípidos (gramos)	0.35	0.26
Proteínas (gramos)	2.86	2.97
Hidratos de carbono (gramos)	3.5	3.75
Calcio (miligramos)	99	136
Hierro (miligramos)	2.71	3.57
Magnesio (miligramos)	79	87
Fósforo (miligramos)	49	56
Potasio (miligramos)	558	466
Sodio (miligramos)	79	70
Vitamina C (miligramos)	28.1	0.76
Vitamina E (miligramos)	1.89	9.8
Vitamina B6 (miligramos)	0.2	0.955
Colesterol (miligramos)	0	0
Fibra (gramos)	2.7	2.4

BERROS: (watercress)

Alcalinidad
Con un 65 % de sales básicas, los berros son un alimento alcalinizante.

Calorías

Proporcionan solamente 23 calorías por cada 100 gramos de alimento.

Cómo escogerlos

Este alimento conviene consumirlo muy fresco. Con el tiempo sus elementos se deterioran y se vuelve tóxico. Si se observa que sus hojas están marchitas o amarillentas, hay que desecharlos. Tampoco deben comerse los que hayan florecido. Efectos sobre el organismo

Por su yodo, azufre, fosfatos, oxalato de potasio, otras sales minerales y vitaminas, es tónico, refrescante, antiescorbútico, aperitivo, anti-vermífugo, estimulante y depurativo. Su acción en los infartos de hígado es muy notable. También son notables sus propiedades antidiabéticas. Diurético, purifica el estómago, riñones y vejiga.

Su hierro le confiere una potente acción sobre la regeneración de la hemoglobina. Sus aceites esenciales sulfurados explican sus propiedades antitusígenas y su acción sobre las secreciones de las mucosas del aparato respiratorio. Finalmente, algunos investigadores le atribuyen efectos restrictivos sobre el desarrollo del cáncer. Refuerza el equilibrio orgánico, y particularmente a las personas débiles, deficientes, anoréxicos, asténicos, anémicos, linfáticos, escrofulosos, raquíticos, desnutridos, bronquíticos, tuberculoso y ganglionares, todos los cuales se benefician altamente de las extraordinarias virtudes vitalizantes de que este alimento está dotado. También es recomendable a las jóvenes a las que atormenta la edad difícil, a los eczematosos y a diabéticos, a los que hace descender la taza de azúcar en la orina.

Puede formar parte del menú de los regímenes hipocalóricos destinados a combatir la obesidad, así como en caso de cálculos urinarios, atonía del aparato digestivo, hidropesía y como expectorante en los catarros pulmonares crónicos.

Finalmente, siendo un antídoto de la nicotina, deben comerlos los fumadores Para combatir la tos, se pueden administrar alrededor de 100 gramos diarios de jugo, mezclados con leche o caldo fríos, ya que si se mezclan con líquidos calientes, se evaporan sus principios volátiles perdiéndose sus virtudes curativas. Si bien la cocción les hace perder parte de sus cualidades. Así es que también es un buen ingrediente en el drubinlife.

ZANAHORIAS:

- La zanahoria es uno de los alimentos más ricos en Betacaroteno, ideal para la vista y la piel, pero también con otros muchos nutrientes y propiedades. Gran remineralizante.
- Su jugo es depurador y alcalinizante.
- La zanahoria estimula la eliminación de desechos y ayuda a disolver los cálculos biliares, gracias a su aporte en beta caroteno.
- Es ideal para problemas de la piel.
- La zanahoria favorece la visión nocturna, por su gran riqueza en vitamina A.
- Equilibra en problemas digestivos y metabólicos.
- La zanahoria es eficaz para combatir los gases.
- Dentro de su composición destaca un alto porcentaje en beta caroteno, el cual se convierte en vitamina A, si esta se encuentra carente en el organismo, a la vez que colabora en la absorción del hierro.
- El aporte en Potasio de la zanahoria, potencia la actividad del riñón ayudando en la eliminación de toxinas.
- Nos ofrece vitamina C, sobre todo a través de sus hojas, pudiendo preparar ricas sopas con ellas. aunque la mayoría de las zanahorias te las venden ya sin las hojas . . .
- Su contenido en hierro, la convierten en un complemento útil en casos de anemia.
- Y aunque en menor cantidad, también nos ofrece vitamina del grupo B6 y E.
- Consumiéndola en exceso puede provocar depósitos de caroteno bajo la piel, confiriéndole un tono amarillento.
- "Simplemente tomando 85 g. diarios de zanahoria, te beneficiarás de todas estas propiedades".

LECHUGA:

Son muy notables las propiedades curativas que posee la lechuga. Comparando sus elementos ácido-formadores con sus alcalinos, la lechuga tiene un alto exceso alcalino, es por esto que ella constituye un fuerte alimento neutralizador de ácidos, benéfico en los males que resulta de demasiada acidez de la sangre o los tumores.

Es muy útil por consiguiente en el reumatismo, artritis, gota, acidosis, diabetes, erupciones cutáneas, eccemas, várices, arteriosclerosis, etc., y para este se comerá lechugas en abundancia cada día.

Cocimiento Natural Multifunción

Algo del silicio que contiene, es esencial para el pelo, las uñas, la piel, el esmalte de los dientes y las paredes de todos los tejidos celulares.

La lechuga no es nutritiva ni estimulante, pero en cambio es buena para los nervios irritados y nerviosidad, para despertar el apetito, para aumentar el flujo de la orina y para el insomnio. La corteza de la lechuga que ha crecido hasta alcanzar la completa madurez o seis espigada, contiene la lactucin con el que se puede preparar un magnifico cocimiento calmante y se procede de la siguiente manera;

A un litro de agua se pone la corteza de 2 o 3 tallos de lechuga espigada cortados en pequeños pedazos y triturados en un mortero y se hace hervir hasta que el agua quede reducida en la mitad; después se pasa por un colador y si se desea que el liquido resultante tenga una acción más concentrado.

Este cocimiento da magníficos resultados en las afecciones de las vías respiratorias, especialmente en los catarros, bronquitis con tos, los efectos serán mejores si se agrega al cocimiento igual cantidad de raíz de altea, linaza o cualquier otra planta mucilaginosa, endulzándola con azúcar marrón oscura o preferiblemente con miel de abejas. Así se obtendrá ablandativo de las mucosas bronco-pulmonares y excelente expectorante.

También este cocimiento es eficaz contra los dolores de estómago, para esto se tomará una taza cada 3 horas.

Además se puede emplear contra los dolores fuertes del vientre, aplicado en enemas y mezclado 2 o 3 tazas de este cocimiento con agua de yanten, malva o linaza.

Las hojas en infusión con azúcar marrón oscura quemada, se emplean contra el insomnio y para combatir la supresión de orina. La lechuga hervida con un poco de sal, es útil para las dispepsia y para fortalecer el estómago; en estos casos se comerá en ayunas. Unos cuantas hojas de lechuga en cocimiento previamente picadas, se tomará la cantidad de una taza antes de acostarse, siendo excelente para la falta de sueño y contra los accesos de los asmáticos y catarros bronquiales.

Insomnio

También para combatir el insomnio se puede tomar 2 tazas de cocimiento de tronco de lechuga triturada o colada antes de dormir.

Da también muy buenos resultados para la buena menstruación (difíciles o dolorosas en las mujeres). Además es un principal remedio en las crisis de los órganos de causa vagotónica, frecuente en la congestión de la pelvis; así como en las hemorroides congestionados, dolores de vesícula biliar y en la melancolía. Para todos estos casos se hará hervir 60 gramos de lechuga en un litro de agua y se tomará 3 vasos cada día. Por supuesto licuado al natural siempre tendrán mejores resultados en el drubinlife cada Mañana . . .

Aplicaciones externas de la lechuga.

Diversas son las aplicaciones de la lechuga utilizadas superficialmente. En cocimiento es excelente para calmar los nervios y para eso se usará en baños tibios. Las hojas de lechuga con aceite de oliva, se aplica sobre la frente contra el insomnio, las que serán quitadas inmedíatamente que el paciente se haya dormido.

La lechuga en forma de cataplasma caliente, constituye un buen emoliente en las inflamaciones y un eficaz calmante.

El cocimiento de corteza de los tallos de lechuga espigada, hervidos en agua y reducidos a la mitad, agregando llantén o malva da muy buenos resultados en los dolores de muelas e inflamaciones de las encías; para estos casos se usará enjuagatorios varias veces al día.

La lechuga hervida durante 10 minutos, aplicada directamente en forma de cataplasma con algo de aceite de oliva, desinflama en muy corto tiempo toda la hinchazón y quita el enrojecimiento de la piel.

El zumo de lechuga es magnífico para tratar la erisipela y las inflamaciones, para ello se aplicará en forma de compresas, a las regiones afectadas. El agua destilada de lechuga se emplea en las enfermedades de los ojos, en forma de colirio.

NOPAL:

Su utilización es variada ya que puede ingerirse en jugos, dulces, ensaladas, en guisados, por mencionar algunas formas de preparación

El aprovechamiento de las propiedades curativas de las plantas es una práctica milenaria que nunca ha dejado de existir. El caso del nopal en México, tiene un especial significado por el papel simbólico del asentamiento de los aztecas en el lago de Texcoco, dando lugar a su imperio Tenochtitlán (te, piedra y nochtli, nopal). Los aztecas lo usaban para muchos usos medicinales: para las fiebres bebían el jugo, el mucílago o baba del nopal la utilizaron para curar labios partidos, la pulpa curaba la diarrea, las espinas para la limpieza de infecciones, la fruta era usada para el exceso de bilis, empleaban las pencas del nopal como apósito caliente para aliviar inflamaciones y la raíz para el tratamiento de hernia, hígado irritado, úlceras estomacales y erisipela. Actualmente es parte del escudo nacional de México y todavía tiene usos medicinales y alimenticios muy variados.

El nopal es una planta silvestre que sobrevive en regiones desérticas y frías. No requiere de mucha agua para su cultivo, por lo que es una buena fuente de ingresos para muchos agricultores que no cuentan con los recursos necesarios y viven en zonas áridas o semiáridas. Se dice que tiene un papel ecológico importante, ya que detiene la degradación del suelo deforestado, o sea, convierte tierras improductivas en productivas. Existen cerca de mil 600 especies en 122 géneros de la familia de las cactáceas, de la cual proviene el nopal. Tiene frutos, los cuales son comestibles y se conocen con el nombre de tunas, cardones, cactus, lefarias, etc.

Propiedades alimenticias

El nopal se usa como forraje, pero igualmente se comercializan las pencas tiernas como verdura, éstas se pueden preparar en escabeche, se cocinan caldos, y sopas, en ensaladas o en guisados, en platos fuertes, como antojitos, en salsas, bebidas, postres, mermeladas y un sinfín de usos alimenticios que se le puede dar a esta planta tan rica en propiedades. Recientemente ha sido muy popular el consumo de nopales licuados con alguna fruta (como el drubinlife) como medida para bajar de peso o para personas que padecen ciertas enfermedades que más adelante se describirán. El único problema de esto es que a muchas personas les es un poco desagradable el mucílago o baba, ya que al hacer el licuado se queda ahí. El polvo de nopal o nopal deshidratado, ha venido a ofrecer una solución para este inconveniente. Para evitar la baba del nopal se congela o se cuela, se recomienda también ajo, bicarbonato, cáscara de tomate, hoja de maíz, jugo de limón, ceniza o piedra volcánica en el agua.

Propiedades nutricionales

En lo que respecta al valor nutricional del nopal, se puede decir que en 1 taza de nopales crudos (86 g aproximadamente) hay 2.9 g de hidratos de carbono y 1.1 g de proteína y solamente 14 Kcal. Pero su principal atractivo es que contiene una gran cantidad de fibra dietética (soluble e insoluble): 2 g de fibra en una taza. Existe una relación 30:70 de fibra soluble a insoluble. La fibra insoluble puede prevenir y aliviar el estreñimiento y las hemorroides al mismo tiempo que previene la aparición de cáncer de colon. La fibra soluble, se ha usado en muchos padecimientos porque su presencia en el tubo digestivo retarda la absorción de nutrimentos y hace que estos no pasen a la sangre rápidamente. También son una buena fuente de calcio, ya que en 100 g de nopales, hay aproximadamente 80 mg de calcio.

Propiedades medicinales

Se ha demostrado en varios estudios, principalmente realizados en México, que las propiedades medicinales que tiene el nopal ayudan a controlar la enfermedad con mayor facilidad, pero esto no significa que se hable de una curación.

Obesidad. Se ha puesto de moda que en todas las dietas se tome un jugo de nopal con naranja o alguna otra fruta. Esto se fundamenta en que gracias a la gran cantidad de fibra que tiene esta planta, ayuda retardar el tiempo en que se absorben los nutrimentos y entran a la sangre y por lo tanto facilita su eliminación. También, las fibras insolubles que contiene, crean una sensación de saciedad, haciendo que disminuya el hambre de las personas y ayudan a una buena digestión. Así mismo, las proteínas vegetales promueven la movilización de líquidos en el torrente sanguíneo disminuyéndose la celulitis y la retención de líquidos.

Diabetes e hiperglucemia. También se habla que ayuda a las personas que padecen diabetes. El nopal incrementa los niveles y la sensibilidad a la insulina logrando con esto estabilizar y regular el nivel de azúcar en la sangre. Se ha comprobado científicamente el poder hipoglucemiante del nopal, es decir, como un efectivo tratamiento para la prevención de la diabetes. Se han llevado a cabo investigaciones en el Instituto Politécnico Nacional, donde se documenta que el nopal disminuye las concentraciones de glucosa en la sangre. En estos estudios se ha demostrado que la ingestión de nopal antes de cada alimento, durante 10 días, provoca la disminución del peso corporal y reduce las concentraciones de glucosa, colesterol y triglicéridos en sangre. Esto se ha visto solamente en personas que son resistentes a la insulina, o sea en pacientes con diabetes tipo II, pero para las personas que tienen diabetes tipo I (que no producen insulina), el consumo de nopal no sustituye las inyecciones de ésta.

Colesterol. En personas con colesterol elevado se ha demostrado que, el consumo de nopal, ayuda a eliminarlo evitando que se absorba gran parte de éste y así no se acumula en venas y arterias. Los aminoácidos, la fibra y la niacina contenida en el nopal previenen que el exceso de azúcar en la sangre se convierta en grasa, mientras que por otro lado, actúa metabolizando la grasa y los ácidos grasos reduciendo así el colesterol. El contenido de LDL (lipoproteína de baja densidad) en el nopal se cree que es la principal causa de que el colesterol sea expulsado del cuerpo, ya que las LDL actúan a nivel del hígado removiendo y retirando el colesterol que el cuerpo tiene en exceso. Al mismo tiempo se ha visto que esta cantidad de LDL no afecta a las HDL (lipoproteínas de alta densidad) o colesterol "bueno". El nopal tiene una cantidad suficiente de aminoácidos y fibra, incluyendo los antioxidantes vitamina C y A, los cuales, previenen la posibilidad de daños en las paredes de los vasos sanguíneos, así como también la formación de plaquetas de grasa, y es así como también tiene un poder preventivo en relación a la aterosclerosis.

Propiedad de antibiótico. Los nopales tienen antibióticos naturales, esta propiedad está relacionada con el metabolismo ácido crasuláceo (CAM) de las plantas, el cual, en las cactáceas inhibe o suspende el crecimiento de varias especies bacterianas. De ahí que tanto el consumo del nopal como la aplicación de cataplasmas de pencas de nopal tengan efectos benéficos en heridas e infecciones de la piel.

Cáncer. En un experimento realizado con ratones con tumores cancerígenos, se administraron extractos acuosos de Opuntia máxima (sustancia que se encuentra en el nopal) y se encontró la prolongación del periodo de latencia de dichos tumores malignos.

No curó el cáncer pero lo detuvo. Aún no se sabe la causa, pero se están realizando varios estudios al respecto.

Desórdenes gastrointestinales y digestión. Por último, se sabe que las fibras vegetales y los mucílagos controlan el exceso de ácidos gástricos y protegen la mucosa gastrointestinal previniendo así, las úlceras gástricas y todo ese tipo de afecciones. El Nopal contiene vitaminas A, Complejo B, C, minerales: Calcio, Magnesio, Sodio, Potasio, Hierro y fibras en lignina, celulosa, hemicelulosa, pectina, y mucílagos que en conjunto con los 17 aminoácidos ayudan a eliminar toxinas. Las toxinas ambientales provocadas por el alcohol y el humo del cigarro que inhiben el sistema inmunológico del cuerpo, son eliminadas por el nopal. También limpia el colon ya que contiene fibras dietéticas solubles e insolubles. Las fibras dietéticas insolubles, absorben agua y aceleran el paso de los alimentos por el tracto digestivo y contribuyen a regular el movimiento intestinal, además, la presencia de las fibras insolubles en el colon ayudan a diluir la concentración de cancerígenos que pudieran estar presentes. Y es un ingrediente principal en el DRUBINLIFE

<u>AGUACATE:</u>

El aguacate es un fruto que ayuda a mejorar la calidad de vida de quien lo consume, al contar con la mayoría de elementos requeridos para una dieta saludable, previniendo enfermedades y en algunos casos ayudando a sanarlas. Conoceremos que el aguacate además de ser excelente en ensaladas y algunas de nuestras comidas favoritas contribuye a fortalecer los músculos abdominales colaborando en la disminución de la "pancita" y además funciona como protector cardíaco. Contiene minerales, vitaminas, ácidos y aminoácidos, más que cualquiera otra cosa, por lo que resulta curativo para varios padecimientos no sólo de la mujer, sino también del hombre. Además su pulpa contiene gran cantidad de ácidos grasos mono-insaturados muy apropiados para el control del colesterol y de los triglicéridos; además aporta vitaminas del grupo B, también ayuda a tener un efecto protector sobre el músculo cardíaco, por lo cual ella sugiere consumir al menos dos aguacates a la semana.

Vitaminas poderosas No está demás saber que este alimento posee enormes cantidades de vitamina E, que resulta favorecedor para la piel, el cabello y las uñas de las mujeres que siempre buscan verse hermosas, además actúa como protector de enfermedades cardíacas. Siempre se ha utilizado este tipo de alimento, por sus propiedades curativas, El aguacate tiene sus propiedades, pero por otra parte debemos entender que no actúa como los fármacos de acción inmediata. Aguacate y belleza Además de consumirlo es un excelente aliado de la belleza aplicándolo en diversos tratamientos para el cabello y la piel, aunque después de él, las frutas con mayor contenido de vitamina E son: el kiwi, nectarina, uva y el durazno, pero si de variedad se trata hay miles de recetas de diferentes culturas en las que podrás aplicar el aguacate, como el guacamole, reina pepia, el sushi y otras. ¿En qué lo pondrías tú? tiene virtudes dermatológicas sirve de base para numerosos productos cosméticos: cremas, jabones, emulsiones hidratantes ya que su pulpa carnosa contribuye a la regeneración de los tejidos.

Beneficios del aguacate

1- Es útil en la lucha contra el colesterol y la prevención de la arteriosclerosis.
2- Estimula la formación de colágeno. Por esto ayuda a la piel y a combatir el envejecimiento.
3- Ayuda en problemas como eczema, dermatitis y granos.
4- Las propiedades suavizantes provenientes de la semilla del aguacate (el aceite de aguacate) son usadas en la industria de la cosmética para elaborar productos para la piel y el cabello.
5- Por su contenido en vitamina D ayuda a la absorción del calcio y fósforo.
6- Retrasa el proceso de envejecimiento por su contenido de vitamina E.
7- Ayuda a las personas con diabetes, ya que es un equilibrante del azúcar en la sangre.

8- Para mejorar las pieles secas.
9- Personas que realizan esfuerzos físicos (como deportistas).
10- Para mujeres embarazadas.

¿Aliado del corazón? el aguacate contiene ácido oleico, un tipo de grasa que ayuda a reducir los niveles de colesterol, su consumo es recomendado en dietas para el control del colesterol aunque por su elevado aporte calórico no se debe abusar con las cantidades a ingerir. Según un nuevo estudio, el aguacate tiene casi el doble de vitamina E de lo que se creía lo cual es muy beneficioso ya que esta vitamina es conocida por retrasar el proceso de envejecimiento y proteger contra las enfermedades cardíacas y los tipos comunes de cáncer.

Acondicionador de cabello Por sus componentes el aguacate ayuda a reestructurar el cabello y devolverle el brillo, humectándolo y dándole vida. Una forma de aplicarlo es simplemente hacer un puré triturando la pulpa del aguacate preferiblemente cuando ya ha madurado, aplicarlo en el cabello, dejarlo actuar por unos 20 minutos para que absorba sus ácidos grasos, lavar el cabello. Notarás de inmediato la diferencia, puedes agregarle una cucharadita de aceite de oliva al puré si prefieres para mejores resultados. En lugar de usar la pulpa del aguacate puedes usar aceite de aguacate de la misma forma.

Humectante para la piel

En la piel el aguacate aporta también muchos beneficios, especialmente en pieles cansadas, secas, mixtas y envejecidas. Puedes hacerte una mascarilla con el puré de aguacate y una cucharada de miel aplícala en tu rostro, puede ser antes de dormir y déjala por unos 30 minutos y luego retírala. Otra opción es aplicarse aceite de aguacate directamente en la piel, el aguacate es una verdadera farmacia", sus hojas en infusión son buenas para la vesícula son digestivas, anti-flatulentas, diuréticas, antirreumáticas y resulta ser un alivio seguro para la bronquitis, los ronquidos y los dolores menstruales. En aplicación local tienen cierto poder antiinflamatorio y calman el dolor de cabeza, además de que nada se pierde ya que el aceite que sale de su pulpa se lo emplea para dar masajes contra la gota y el reumatismo o como loción para combatir la caspa o la caída del cabello. La especialista también hizo referencia a los antioxidantes, "un nuevo estudio ha comprobado que los frijoles también han sido parte importante de nuestra dieta". Especialmente los de color rojo o colorado ya que tienen más elementos antioxidantes. Frambuesas, fresas, pescados rosados, salmón, sardinas, nueces, el maíz, naranjas, brócoli, ajíes, manzanas, aceitunas, cebollas, alcachofas. Y estos son muy importantes ya que al consumirlos combatimos y neutralizamos los radicales libres que son comunes en nuestra vida diaria ya que así reforzamos nuestras propias defensas. la contaminación, los rayos UV, el alcohol, disminuye la habilidad de nuestro cuerpo de luchar contra los radicales libres, lo que contribuye al envejecimiento prematuro y las enfermedades. Los alimentos que contengan vitamina C y E, betacaroteno y el mineral selenio son poderosos antioxidantes. El aguacate también da esa suavidad y agradable sabor al Drubin life.

RABANO:

las bondades del *Raphanus sativus o* Los rábanos son una de esas hortalizas que a pesar de su contenido en hidratos de carbono, siguen siendo bajas en calorías y ofreciendo un gran aporte de agua. Por otra parte, se destaca su buena cantidad de fibras, elemento ideal para el sistema digestivo y también para sentir sensación de saciedad.

Además de su contenido el rábano, también posee vitamina C, ideal para los dientes, huesos y valiosa por su acción antioxidante, como folatos, geniales para la gestación de glóbulos rojos y blancos. Vale decir, que en los rábanos existe una buena cantidad de minerales.

El calcio es uno de los que más está presente en los rábanos, aunque, las fuentes de calcio de origen vegetal, no suelen ser tan buenas como las animales. También los rábanos poseen potasio, ideal para el sistema nervioso central, yodo y magnesio en buenas proporciones, al igual que azufre, muy buen antioxidante.

EL RÁBANO: UN ALIMENTO CON MUCHAS PROPIEDADES TERAPÉUTICAS

Aunque menos nutritivo que otras raíces como la zanahoria o la remolacha, el rábano –y especialmente el rábano negro- ocupa un lugar predominante entre los alimentos considerados terapéuticos por su reconocida capacidad para favorecer el drenaje del hígado y la vesícula biliar, estimular la producción de bilis, eliminar del organismo desechos y toxinas, regular las funciones del colon o trastornos. Digestivos además de fiebre, infecciones intestinales, úlceras, resfriados, reumatismos o gota, por mencionar sólo algunas dolencias. Además varios de sus principios activos –que comparte con otros miembros de la familia de las Brasícáceas o Crucíferas- le confieren importantes propiedades antimicrobianas, antioxidantes, expectorantes, diuréticas, inmunoestimulantes, depurativas y anticancerígenas.

Coloquialmente se dice *Me importa un rábano* cuando se quiere expresar rotunda indiferencia por alguna cosa a la que, quizás, se considera de poco interés. Bueno, pues es posible que tras leer lo contenido en esta sección más de uno se plantee dejar de utilizar dicha expresión. Y lo decimos porque si bien es cierto que el rábano es una hortaliza muy económica y con valores moderados en cuanto a su aporte nutricional también lo es que numerosas investigaciones llevadas a cabo en los últimos años confieren a este miembro de la familia de las *Brasícáceas* –a las que antiguamente se denominaba *Crucíferas*- un importantísimo valor terapéutico y se le reconocen propiedades medicinales que no tienen otros alimentos "mejor considerados". Por poner un ejemplo diremos que las *Brasícáceas* –familia botánica que comprende más de 380 géneros y unas 3.000 especies vegetales- compran los primeros puestos de la lista de verduras anticancerígenas. Y es que los *glucosinolatos, isotiocianatos* (entre ellos el *sulforafano*), *indoles* y otros fitoquímicos además de las vitaminas, minerales y fibra contenidos en el brécol, las coles de bruselas, el repollo, la lombarda, el coliflor, el nabo y el rábano los convierten en alimentos imprescindibles para mantener la salud dadas sus propiedades anticancerígenas, antimicrobianas, antioxidantes, diuréticas, depurativas, antiinflamatorias, hepatoprotectoras, inmunoestimulantes, coleréticas, colagogas, digestivas y expectorantes.

REMEDIO ANTIQUÍSIMO

Como decimos el rábano pertenece a la extensa familia de las *Brasicáceas* y recibe el nombre científico de *Raphanus sativus*. Es una planta de raíz comestible, gruesa y carnosa, muy variable en cuanto a forma y tamaño y cuya piel puede ser roja, rosada, blanca, pardo-oscura o manchada de diversos colores. En cuanto a las variedades el género *Raphanus* comprende ocho diferentes aunque las más comunes son el rábano chino, japonés o *daikon* (que es cilíndrico, alargado, de color blanco y sabor suave); los rabanitos (esféricos, ovalados o cilíndricos, de pequeño tamaño, carne blanca y piel roja, rosada, morada o blanca) y el rábano negro que es cilíndrico y redondeado, con piel de color negro muy difícil de digerir pero cuya carne es blanca y digestiva. Y por ser ésta la variedad de rábano más utilizada para fines medicinales debido a sus incontestables propiedades terapéuticas es en la que vamos a centrar el texto. Pero antes es conveniente señalar que aunque aún no hay datos concluyentes todo apunta a que el origen del rábano se sitúa en Asía, concretamente en China, varios miles de años antes de nuestra era y que allí, desde tiempos inmemoriales, se prescriben preparaciones con rábano para el tratamiento de la diarrea, las fiebres, los desórdenes digestivos, las infecciones intestinales, las úlceras o las flatulencias. Asimismo se tiene constancia de que esta hortaliza se conocía en el antiguo Egipto ya que algún os jeroglíficos datados 2.700 años antes de Cristo recogen referencias a su uso terapéutico y cosmético y, además, formaba parte del menú de los constructores de la famosa pirámide de Keops. También fue muy apreciado por griegos y romanos siendo estos últimos quienes introdujeron su cultivo en España y lo expandieron por toda Europa.

RICO EN POTASÍO

El rábano es una de las hortalizas con mayor contenido acuoso. De hecho, aproximadamente el 95% de su peso es agua. Pero además contiene vitaminas, minerales y fitoquímicos que le hacen interesante –aunque menos que otros miembros de su familia, eso sí desde el punto de vista nutricional. Así, el rábano es rico en vitamina C y en folatos (vitaminas del grupo B). Y cabe recordar que la vitamina C tiene una reconocida capacidad antioxidante por lo que es capaz de prevenir la aparición de numerosas dolencias además de intervenir en la formación del colágeno, de los huesos, de los dientes y de los glóbulos rojos y que favorece la absorción del hierro de los alimentos así como la resistencia a las infecciones. En cuanto a los folatos, participan en la síntesis del material genético y en la formación de anticuerpos además de colaborar en la producción de glóbulos rojos y blancos. Por lo que respecta a su contenido mineral destaca su riqueza en potasio (necesario para la generación y transmisión del impulso nervioso y para la actividad muscular normal además de intervenir en el equilibrio de la bomba sodio-potasio celular) y sus significativas cantidades de yodo (indispensable para el buen funcionamiento de la tiroides regula el metabolismo e interviene en los procesos de crecimiento). También se encuentran en él ciertas dosis de calcio, fósforo, hierro y magnesio además de azufre (que le confiere su característico sabor picante). Asimismo contiene aminoácidos (en proporciones discretas) y fibra que, entre otras propiedades, previene o mejora el estreñimiento, ayuda a reducir los niveles de colesterol en sangre (disminuye la absorción intestinal de este lípido) y favorece el adecuado control de la glucemia en día béticos. También contiene compuestos orgánicos azufrados como el *rafanol* (de propiedades colagogas, coleréticas y antibióticas) y la r*afanina* (principal compuesto sulfurado del rábano negro que le confiere propiedades antibióticas, antivíricas e inmunoestimulantes). Pero si por algo destacan los rábanos, en especial el negro -y el resto de las Brasícaceas, cabe decir- es por su riqueza en una serie de sustancias fitoquímicas de contrastada eficacia para el mantenimiento de la salud conocidas como *glucosinolatos, isotiocianatos* e *indoles*. Los primeros son sustancias aromáticas picantes a las que se les reconocen efectos anticancerígenos y capacidad para eliminar del organismo microorganismos nocivos o indeseables. Bien, pues cuando más ticamos el rábano esos *glucosinolatos* liberan otros compuestos no menos interesantes como los *isotiocianatos* (esta raíz contiene *isotiocianato de alilo*) a los que se considera los agentes quimiopreventivos más efectivos que se conocen (entre ellos, destaca el *sulforafano,* del que recogimos copiosa información en la sección de *Alimentación* del número 106) o como los *índoles* (el rábano libera *indometilglucosinolato*) que favorecen la desintoxicación del organismo y que también podrían tener –se está investigando en ese sentido- un importante papel en la prevención de cánceres de mama y de ovarios. Bien, pues estos elementos confieren al rábano -y especialmente al rábano negro por ser la variedad de rábano más rica en dichas sustancias- las propiedades terapéuticas que pasamos a analizar a continuación.

HEPATOPROTECTOR,   DEPURATIVO,   DIGESTIVO, ANTICANCERÍGENO . . .

Si consulta en Internet -o en cualquier otra fuente de información datos acerca del rábano –y/o de su variedad negra, que es la que nos ocupa- no tardará en concluir que esta hortaliza es especialmente apreciada desde el punto de vista terapéutico por su capacidad para drenar y depurar el hígado y la vesícula biliar. En este sentido está contrastado, por ejemplo, que los *isotiocianatos* del rábano negro estimulan la contracción de la vesícula, la producción de bilis y el vaciamiento de dicha glándula. Como consecuencia la ingesta de esta raíz favorece el drenaje de los residuos acumulados tanto en la vesícula como en el hígado (y por extensión la eliminación de desechos y toxinas acumuladas en el organismo) y ayuda a prevenir la formación de cálculos. Y como bien sabe el lector un buen funcionamiento de la vesícula favorece las funciones del hígado pues, entre otras cosas, le "ahorra" trabajo. Por eso se considera al rábano un alimento hepatoprotector y muy adecuado en casos de insuficiencias hepatobiliares, trastornos digestivos vinculados a una sobrecarga hepática, desórdenes de la secreción biliar, migrañas de origen hepático, etc. Pero además de ser un excelente drenante y protector hepático el rábano es apreciado por ser . . . diurético y depurativo. Su elevada composición en agua –el 95% de su peso- y su riqueza en potasio además de la actividad en este sentido de algún otro de sus componentes convierten al rábano en un más que apreciado diurético vegetal que favorece el aumento de la micción y con ello la eliminación de sustancias tóxicas o de desecho y la expulsión más rápida y efectiva de líquidos retenidos en el cuerpo lo que resulta beneficioso para quienes padecen hipertensión, retienen líquidos o sufren oliguria. Además, como ya se ha dicho, contribuye tanto a prevenir la formación de cálculos (hepáticos, biliares, renales, etc.) como a eliminarlos y expulsarlos si ya existieran. Pero también se ha comprobado que favorece la depuración de la sangre, la limpieza de la mucosa intestinal y gástrica, la eliminación de sustancias potencialmente dañinas cuando se acumulan como el ácido úrico, la urea, el colesterol, etc. . . . digestivo. Si no fuera porque el rábano es considerado uno de los alimentos más útiles para el hígado sin duda pasaría a ser considerado uno de los más beneficiosos para el aparato digestivo. Lo decimos porque además de abrir el apetito, estimular la producción de jugos gástricos, facilitar la digestión o aumentar los movimientos naturales del intestino el rábano negro regula las funciones del colon, alivia el estreñimiento crónico y el meteorismo y resulta un suave laxante gracias a su fibra. Asimismo, mantiene la flora intestinal en un estado saludable lo que, además de combatir la diarrea y las infecciones intestinales, previene numerosas patologías infecciosas. También hay que decir que al no contener grasas se le considera un buen colaborador para mantenerse delgados o para integrarlo en una dieta de adelgazamiento. . . .

Cardioprotector.

El mayor volumen de orina que se expulsa al consumir esta hortaliza ayuda a rebajar la tensión arterial y a aumentar la diuresis eliminando del cuerpo sustancias que podrían dar lugar a complicaciones cardiovasculares. Además la fibra que contiene disminuye la absorción intestinal de colesterol. Por otra parte, el potasio y otras de las sustancias que contiene son indispensables para una buena circulación sanguínea. Asimismo, sus *glucosinolatos* e *isotiocianatos* son reconocidos como potentes antioxidantes de acción fundamental frente a los radicales libres lo que también contribuye a reducir el riesgo cardiovascular y cerebrovascular. Por todo ello se considera al rábano un alimento con actividad cardioprotectora. . . . inmunoestimulante. Por su contenido en sustancias antioxidantes al rábano se le considera un alimento inmunoestimulador que actúa frente a la potencial nocividad de los radicales libres. Además sus *isotiocianatos* ayudan a las enzimas de detoxificación del cuerpo -primera línea de defensa del organismo frente a las enfermedades- a neutralizar las sustancias dañinas que entran en él a través de diferentes vías (dieta, contaminación del ambiente, etc.). Por eso se considera que contribuye a prevenir el desarrollo de numerosas dolencias degenerativas al evitar el daño celular. También se le considera un potente antimicrobiano (gracias a su contenido en una sustancia denominada *peróxido difenil glioxal*) y se sabe que sus principios activos neutralizan patógenos —especialmente bacterias, virus y hongos- que se albergan en la mucosa de los riñones, la vejiga, las vías urinarias, el estómago y las vías respiratorias. De ahí que -especialmente en otoño e invierno- nuestras abuelas –y algunas tradiciones médicas como la china- recomienden tomar zumo de rábano para prevenir o aliviar los síntomas de dolencias respiratorias como resfriados, gripes, bronquitis, etc.

. . . Anti-cancerígeno.

Como se mencionaba al inicio de este texto las *Brasicáceas* encabezan el listado de los vegetales considerados anticancerígenos merced a su riqueza en *isotiocianatos* –y de entre ellos el más destacado a este respecto es el *sulforafano* - que combaten el cáncer no sólo por su capacidad para modular las ya mencionadas enzimas de detoxificación del cuerpo sino también porque tienen actividad antiinflamatoria, antibacteriana y antiviral además de inducir la apoptosis selectiva de células cancerosas, inhibir la formación de nuevos vasos sanguíneos que puedan alimentar al tumor y evitar la división en las líneas celulares cancerígenas. Bien, pues el rábano también contiene estas interesantes sustancias en proporciones importantes por lo que, según las más recientes investigaciones, podría ser útil para prevenir cánceres de diferentes tejidos incluyendo pulmón, glándula mamaria, ovarios, esófago, hígado, vesícula biliar, páncreas, vejiga, próstata, intestino delgado o colon, por citar algunos.

Pero, además, el rábano:

- Es rico en folatos por lo que se le considera adecuado para las mujeres embarazadas ya que una deficiencia de estas vitaminas durante las primeras semanas de gestación puede provocar anencefalia o defectos como la espina bífida en el bebé.
- Favorece la expectoración en caso de dolencia respiratoria.
- Por ser antibacteriano y favorecer la depuración de la sangre ayuda a mejorar dolencias como el acné.
- Ayuda a perder peso pues favorece la eliminación de líquidos, sustancias de desecho y grasas acumuladas.
- El consumo de jugo de rábano negro y alcachofa –al que se puede añadir jugo de cardo mariano- tiene un efecto regulador del metabolismo lipídico a nivel hepático y contribuye a mantener en niveles adecuados el colesterol y los triglicéridos.
- Por su riqueza en vitaminas y minerales ayuda en caso de anemia.
- Tiene propiedades relajantes y facilita el sueño.
- Usado de forma tópica resulta eficaz como calmante de las inflamaciones osteoarticulares.
- Por su capacidad antiséptica y antimicrobiana ayuda a mejorar el estado de la piel en los casos de eczemas, heridas, laceraciones, quemaduras, etc. (lavando con su jugo las lesiones o usándolo en forma de cataplasma). En suma, una excelente alternativa natural para mantener la salud y ayudar al organismo a prevenir numerosas dolencias.

ELEGIRLOS Y CONSERVARLOS

El rábano es otro de esos productos estacionales de los que afortunadamente podemos disponer todo el año. Y aunque lo común es que sólo se aproveche la raíz también hay personas que utilizan sus hojas como si fueran espinacas o para hacer infusiones. Por lo demás, lo habitual es consumirlo crudo –especialmente por parte de quienes aprecian los sabores picantes- formando parte de ensaladas pero también se puede hervir, freír, licuar junto a otras hortalizas, usar para hacer salsas, etc. Si se quiere eliminar su sabor picante –mayor o menor dependiendo de la variedad- bastará con pelar el rábano pues es su piel la que contiene la mayor parte de las sustancias que le confieren esa cualidad.

Eso sí, a la hora de elegirlo opte por las piezas de tamaño medio, carnosas, firmes, de color vivo y piel suave, entera y sin fisuras. Y si los rábanos aún tienen sus hojas éstas han de ser de color verde intenso porque ello garantiza su frescura.

Por otra parte, no los lave hasta que vaya a consumirlos. Si quiere conservarlos elimine simplemente las partes verdes y guarde los rábanos en el frigorífico en bolsas de plástico perforadas. Si lo hace así sus cualidades permanecerán prácticamente inalteradas durante al menos una semana.

Terminamos mencionando que no se conocen efectos tóxicos derivados de su consumo excesivo pero sí se sabe que no debe ingerir crudo si se padece gastritis o úlcera gastroduodenal. Además puede provocar flatulencia por su contenido en fibra y compuestos de azufre, especialmente entre quienes tienen problemas para digerir las verduras. En tales casos se deberá consumir con moderación y preferentemente hervido.

Propiedades

El rábano, especialmente el negro, es:

-Antianémico.
-Anticancerígeno.
-Antiescorbútico.
-Antiespasmódico.

-Antiinflamatorio.
-Antimicrobiano.
-Antioxidante.
-Antiséptico.
-Calmante.
-Carminativo.
-Colagogo.
-Colerético.
-Detoxificante.
-Digestivo.
-Diurético.
-Expectorante.
-Hepatoprotector.
-Inmunoestimulante.
-Laxante.
-Relajante.
-Rubefaciente (uso tópico).
-Sedante.
-Vitamínico.

Indicaciones

-Acné.
-Asma.
-Bronquitis.
-Cálculos renales.
-Cáncer.
-Cistitis.
-Colecistitis.
-Colitis con estreñimiento.
-Colitis diarreica.
-Digestiones lentas.
-Dispepsias hiposecretoras.
-Disquinesias hepatobiliares.
-Eczemas (uso tópico).
-Enfisema.

-Escorbuto.

-Estreñimiento.

-Faringitis.

-Gota.

-Gripe.

-Hepatitis.

-Hipertensión.

-Hiperuricemia.

-Ictericia.

-Inapetencia.

-Infecciones intestinales.

-Inflamación de la vejiga.

-Inflamaciones osteoarticulares (uso tópico).

-Lesiones dérmicas.

-Meteorismo.

-Mialgias (uso tópico).

-Migrañas de origen hepático.

-Oliguria.

-Patologías biliares y hepáticas.

-Problemas de tránsito intestinal.

-Resfriados.

-Retención de líquidos.

-Reumatismo.

-Sinusitis.

-Tos irritativa.

-Transaminasas elevadas.

-Trastornos del sueño.

-Urolitiasís.

PEPINO:

El pepino es un alimento de fácil digestión cuando se usa al natural e inclusive se puede usar con la cáscara cuando está tierno. Se deber comer sin vinagre y de preferencia sin sal, pues son éstos los que hacen del pepino un alimento indigesto. Se ha comprobado que el pepino usado al natural, no solamente es un alimento de fácil digestión sino también refrescante y recomendable para neutralizar la excesiva acidez, ya sea en caso de diabetes, gota, artritismo, etc. Aunque suele ser un alimento muy agradable en el verano por ser refrescante, es recomendable consumirlo en cualquier temporada ya que ayuda a la circulación sanguínea y además tiene efectos purificadores de los intestinos.

La mascarilla de pepino es excelente para dar suavidad a la piel, quitar manchas y arrugas. Se cuenta el caso de célebres bellezas, como la francesa Ninon de Lencios, que usaba el zumo de pepinos para rejuvenecer su piel, y nos enseña a preparar un aceite de pepino para esos mismos fines, de la siguiente manera: Se pelan y se cortan ¼ kilo de pepinos y se hace calentar (sin hervir) en 1 ½ litros de aceite de oliva y luego, después de enfriado, se pasa por un colador y está listo para ser usado.

Los pepinillos conservados en vinagre son malsanos y no deben ser usados para fines de belleza.

Propiedades saludables del pepino

Este fruto, considerado comúnmente como una hortaliza, tiene una concentración modesta de vitamina C. Cien gramos de pepino aportan aproximadamente un 10% de la ingesta diaria recomendada de 60mg/día. La vitamina C participa en la supresión de nitrosamina, cuyo carácter carcinogénico ha sido demostrado. La vitamina C también puede dar protección contra varios tipos de cáncer e intensifica las funciones inmunológicas.

El pepino no contiene grasa y es bajo en calorías y colesterol. Entre las substancias inhibidoras del cáncer que se encuentran en el pepino están los fitoquímicos como los fitosteroles y terpenos. Algunos dietistas de los llamados de la vieja guardia, presentan al pepino como un alimento difícil de digerir, y esto en cierta forma es verdad, aunque en realidad es porque la gente no sabe prepararlo.

El pepino debería comerse completamente natural, solamente bien lavado y sin cáscara. La alternativa es ponerle limón o yogurt pero muy poca o nada de sal.

Existe una enfermedad llamada toxoplasmosis que sólo puede curarse con pepino. Lo que recomiendan médicos de EEUU. Consiste en comer sólo pepino crudo por 40 días; lo cual produce una desintoxicación profunda del organismo.

El pepino es muy utilizado en la medicina, por sus cualidades emolientes, calmantes y refrescantes y sobretodo alcalinizantes. El pepino es bueno en tiempos de calor, especialmente en verano, gracias a su enorme contenido de agua, buena para la sed y para la acción intestinal, refresca la sangre y tiene un efecto purificador sobre los intestinos. Son muy recomendables también, cuando hay una tendencia a la necrosis, y en todos aquellos casos en que es necesario neutralizar la excesiva acidez, como en la diabetes, gota, obesidad, artritis, etc.

Laxante

Por sus propiedades laxantes se aconseja en el estreñimiento, pera habrá que masticarlo. La ensalada de pepino con zumo de limón y aceite de oliva, antes de las comidas constituye un buen remedio contra los dolores de estómago y las dispepsias. También el zumo es bueno para las inflamaciones del tubo digestivo y de la vejiga. Asimismo tiene gran importancia para las secreciones y magnifico en los estados febriles, asimismo para la sangre, el cerebro y los nervios. El zumo de pepinos con miel de abejas, es excelente para curar las enfermedades de la garganta, como la afonía, inflamaciones, angina, etc., para la cual se tomará por cucharadas, según la gravedad del mal. Finalmente las semillas gozan de propiedades diuréticas.

Uso externo del pepino.

La pulpa del pepino macerado en alcohol y luego destilada la "esencia de cohombro" que se emplea para preparar una pomada que se utiliza en las aplicaciones externas para dar frescura y suavidad de la piel seca. También esta pomada se puede preparar con solamente jugo, en cuyo caso obrará además como refrigerante. El jugo es excelente en las erupciones cutáneas, inflamaciones, etc., para ello se empleará en lociones o lavados.

Además es magnífico para dar suavidad, quitar las manchas y pecas, hacer desaparecer las arrugas rejuveneciendo la piel. Contra las enfermedades de la garganta es benéfico aplicado en cataplasma de pulpa de pepino, varias veces al día. La emulsión de semilla se emplea contra las hemorroides, salpullidos, abscesos y demás erupciones cutáneas.

El pepino es una hortaliza de bajo aporte calórico debido a su reducido contenido en hidratos de carbono, en comparación con otras hortalizas, y a su elevado contenido de agua.

Aporta fibra, pequeñas cantidades de vitamina C, provitamina A y de vitamina E, y, en proporciones aún menores, vitaminas del grupo B tales como folatos, B1, B2 y B3. En su piel se encuentran pequeñas cantidades de beta-caroteno, pero una vez que se pela el pepino, su contenido se reduce casi a cero.

La vitamina A es esencial para la visión, el buen estado de la piel, el cabello, las mucosas, los huesos y para el buen funcionamiento del sistema inmunológico.

Los folatos intervienen en la producción de glóbulos rojos y blancos, en la síntesis de material genético y en la formación de anticuerpos del sistema inmunológico.

La vitamina E interviene en la estabilidad de las células sanguíneas y en la fertilidad. Al igual que la vitamina C, tiene acción antioxidante, y ésta última además interviene en la formación de colágeno, glóbulos rojos, huesos y dientes, favorece la absorción del hierro y aumenta la resistencia frente las infecciones.

El pepino no se considera una hortaliza rica en minerales, si bien el más abundante en potasio. En menor proporción se hallan el fósforo y el magnesio.

El potasio es un mineral necesario para la transmisión y generación del impulso nervioso y para la actividad muscular normal, además de intervenir en el equilibrio de agua dentro y fuera de la célula.

El fósforo interviene en la formación de huesos y dientes, al igual que el magnesio. Éste último además se relación a con el funcionamiento del intestino, mejora la inmunidad y posee un suave efecto laxante.

En la composición del pepino está presente una pequeña proporción de beta-sitosterol; un compuesto con actividad antiinflamatoria e hipoglucemiante, que participa en la respuesta del sistema inmunológico.

ESPARRAGOS:

Dentro de los remedios caseros para adelgazar, los espárragos son una de esas excelentes opciones que debes tener en cuenta al momento de hacer una dieta para bajar de peso. De ese modo, lograrás obtener tu buena forma en compañía de una excelente hortaliza como esta. Pero, de todos modos, debes saber que si no pones voluntad, no lograrás tus objetivos. Los espárragos son buenos pero no hacen milagros por sí solo.

Una de las principales razones por la cual los espárragos son buenos para bajar de peso es su poco aporte calórico. Tan sólo 18 calorías cada 100 gramos de producto. Además, tiene muy pocos hidratos de carbono y una ausencia total de grasas. Un alimento ideal para incorporar a cualquier tipo de dietas.

A su vez, los espárragos son muy diuréticos. Esto es muy bueno para predisponer al cuerpo al momento de realizar una dieta. ¿Por qué? Porque lo limpiará de toxinas y ayudará mucho a expulsar los líquidos retenidos. Debes tener en cuenta que, como todas las plantas diuréticas, no son recomendables para quienes tengan problemas renales.

Propiedades de los espárragos para adelgazar

Espárragos para perder peso

Uno de los buenos vegetales que puedes emplear para bajar de peso son los espárragos. Pero antes debes tener bien en claro que por sí solos no hacen milagros y deben estar acompañados de una buena dieta y ejercicios. De todos modos, te ayudarán a perder peso debido a su capacidad diurética y su escasa cantidad de calorías, lo que los convierte en perfectos para consumirlos a diario.

Los datos sobre los estudiosos de las propiedades milagrosas de los espárragos en "Noticias sobre el cáncer" en 1979. Hablaba de un hombre al que se le detectó un cáncer de pulmón incurable el 5 de marzo de 1971. El 5 de abril asumió la terapia de espárragos, y en agosto los rayos X demostraron que el cáncer había desaparecido. Enumera varios casos más.

Los espárragos enlatados pueden ser tan válidos como los frescos. Tan sólo hay que elegir los que tengan el mínimo número posible de pesticidas y conservantes. Los frescos pueden cocerse. Pueden triturarse en una licuadora e incluso disolverlos en un poco de agua para tomar como bebida también es un ingrediente principal del "drubinlife". Cuatro cucharadas por la mañana y cuatro más por la noche. Puede aumentarse la dosis.

Los espárragos tienen una proteína llamada histores, que activa el control de crecimiento de las células. También son ricos en ácido fólico, vitamina C, tianina, vitamina B6, potasio y micronutrientes.

No tienen nada de grasa ni de colesterol, y son muy bajos en calorías. los espárragos fortalecen los vasos sanguíneos, tonifican el cuerpo y actúan contra todo tipo de cáncer.

BROCOLI:

Salud

Brócoli mata la bacteria responsable de muchos cáncer de estómago

Estudios recientemente publicados en Inglaterra por el Instituto de Investigación en Alimentos en Reino Unido demuestran que relativamente bajas cantidades de vegetales crucíferos en la dieta (brócoli, coliflor, repollo), unas pocas raciones por semana, puede reducir el riesgo de cáncer de próstata y el riesgo de que el cáncer localizado se vuelva más agresivo. Esta actividad anticancerígena también actúa contra el cáncer de mama, pulmón y colon.

Según este estudio el brócoli actúa activando genes que previenen el desarrollo de los tumores y desactiva otros genes que promueven la expansión del tumor. Las crucíferas como el brócoli y la coliflor contienen indol-3-carbinol y sulforafano sustancias que tienen efectos antioxidantes y anticancerígenos.

El brócoli también se recomienda en los casos de fibromialgia y lesiones por virus del papiloma humano.

Por otro lado, un equipo de científicos de la Universidad de Warwick, en Inglaterra, han concluido que ingerir brócoli puede revertir los daños cardiovasculares que ocasiona la diabetes en los pacientes. Los científicos de Warwick observaron que un componente de este vegetal, llamado sulforano activa una proteína en el cuerpo llamada 'nrf2', que protege las células y los tejidos gracias a las enzimas antioxidantes. De esta forma, las enzimas protegen los vasos sanguíneos y reducen en gran medida las moléculas causantes de los daños cardiovasculares, lo que disminuye el riesgo de dolencias. De hecho, ya se había relacio- nado al brócoli y sus propiedades con la disminución del riesgo de sufrir infartos o derrames cerebrales, aunque no de una forma tan precisa como a la que han llegado en Warwick y que han plasmado en la revista 'diabétes'.

Una investigación realizada en el Instituto del Cáncer Roswell Park demostró que el brócoli y otros vegetales crucíferos como col, coliflor, col de Bruselas o repollo podrían ayudar a los fumadores a prevenir el cáncer de pulmón aunque sus efectos beneficiosos son superiores en los exfumadores. Los investigadores dividieron sus descubrimientos según cuatro subtipos de cáncer de pulmón y descubrieron que la mayor reducción del riesgo se daba entre pacientes con carcinoma de células pequeñas o escamoso. Estos dos subtipos están más asociados con el tabaquismo más intenso.

Cuando quieras desintoxicar tu cuerpo muchos médicos naturistas recomiendan hoy en día ayunar todo un día solo comiendo brócoli y tomando agua por un día limpia el cuerpo y elimina toxinas. (solo por 24horas donde tu salud te lo permita recuerda consultar con tu médico)

MANZANA VERDE:

Cuáles son las propiedades de la manzana verde

La manzana verde es útil para el bienestar de la salud, y es importante destacar su buen sabor, así que no solo estarás mejorando el organismo cuando las consumas, sino que también podrás disfrutar de su sabor refrescante.

La manzana verde se compone sobre todo de pectina, aminoácidos, ácidos, azúcares, Catequizas, Quercetina, Sorbitol, Fibras, Calcio, hierro, magnesio, nitrógeno, fósforo y potasio, entre otras cosas.

Esta fruta tiene propiedades medicinales tanto en relación con el uso interno, como el externo. A nivel de malestares internos la manzana es **anti-inflamatoria** del aparato digestivo; antiácida; anti-diarreica y laxante suave; diurética y depurativa; anticatarral en casos de bronquios o tos; anti-colesterol; hipotensora rebaja la presión sanguínea; sedante; Febrígugo, para rebajar la fiebre; antitabaco mantener una dieta con manzanas ayuda a abandonar el vicio del tabaco; y anti-cancerígeno.

En cuanto al uso externo alivia el dolor muscular, calambres; el vinagre de sidra (derivado de la manzana) sirve para eliminar los hongos de los pies; también este vinagre es bueno para el oído; y evita el mal olor en las axilas entre otras propiedades.

Así que hay que recordar que al ingerir manzanas verdes estarás haciéndole un favor a tu organismo previniendo y mejorando varias enfermedades. Y a tener en cuenta que aunque no te guste la manzana puedes usarla para aliviar algunos malestares externos de tu cuerpo.

UVAS VERDE:

Subtítulos
Antioxidantes y Radicales Libres
Rica en Fibra
Propiedades

Los beneficios sanitarios de la uva derivan tanto de sus componentes nutritivos como de otra serie de sustancias, cuyas propiedades son objeto de estudio en recientes investigaciones.

Se trata de los compuestos Sorbitol abundantes en las uvas y responsables de su color y sabor, tales como antocianos, taninos y flavonoides, todos ellos con potente acción antioxidante. Los antocianos son los pigmentos responsables del color de las uvas negras y rojas y están ausentes en las variedades blancas. Los taninos les confieren la sensación de astringencia a las uvas verdes. Dentro de los flavonoides, el resveratrol es el más reconocido.

Está presente sobre todo en la piel de la uva negra y roja y tiene propiedades antifúngicas, es decir, impide el crecimiento de hongos en las uvas. Los últimos estudios científicos han mostrado su eficacia al inhibir o bloquear el crecimiento tumoral, por tanto se recomienda el consumo habitual de uva en caso de cáncer y si se presentan factores de riesgo.

Antioxidantes y Radicales libres

Todas los compuestos de las uvas tienen capacidad antioxidante. Durante los procesos que tienen lugar en las células se generan sustancias nocivas para el organismo, llamados radicales libres, y relacionados directamente con el desarrollo de enfermedades cardiovasculares, degenerativas, cáncer y con el propio proceso de envejecimiento.

Estudios recientes ponen de manifiesto que los antioxidantes contribuyen a bloquear la formación de dichas sustancias. Flavonoides y resveratrol, en concreto, producen los siguientes beneficios sobre la circulación en las arterias: vasodilatación, por lo que aumenta el flujo sanguíneo; disminución de la agregación plaquetaria (la sangre circula más fluida con lo que disminuye el riesgo de formación de coágulos o trombos) e inhibición de la oxidación del colesterol LDL-c que desencadena su depósito en las arterias y da lugar a la aterosclerosis.

En esencia, podemos asegurar que la uva y el mosto (zumo de uva) son alimentos que favorecen el buen estado de las arterias y del corazón. A los beneficios de las sustancias antioxidantes, se suma el aporte en potasio y magnesio, minerales que intervienen en la contracción de los músculos y del corazón.

No obstante, su consumo deberán tenerlo en cuenta las personas que padecen de insuficiencia renal y que requieren de dietas especiales controladas en este potasio. Sin embargo, a quienes toman diuréticos que eliminan potasio y a las personas con bulimia; debido a los episodios de vómitos auto-inducidos que provocan grandes pérdidas de este mineral, les conviene el consumo de estas frutas.

Rica en fibra

La uva, por su contenido en fibra es un laxante suave. En caso de estreñimiento, se recomienda consumir las uvas sin pelar y con pepitas, ya que es ahí donde se encuentran las sustancias que favorecen la motilidad intestinal y ayudan a regular su funcionamiento.

Para quienes sufren de estómago delicado, lo más conveniente es consumir el zumo de la uva o mosto. Por la riqueza en azúcares de las uvas, las personas con diabetes y exceso de peso pueden tomarlas pero controlando la cantidad.

El contenido moderado de ácido fólico o folatos, vitamina imprescindible en los procesos de división y multiplicación celular que tienen lugar en los primeros meses de gestación, hace que el consumo de uvas resulte interesante para las mujeres embarazadas para prevenir la espina bífida, alteración en el desarrollo del sistema nervioso (tubo neural) del feto.

Debido a su particular composición, estas frutas poseen un efecto diurético beneficioso en caso de hiperuricemia o gota y litiasis renal (favorece la eliminación de ácido úrico y sus sales), hipertensión arterial u otras enfermedades asociadas a retención de líquidos.

El ácido oxálico que contienen las uvas negras puede formar sales con ciertos minerales como el calcio y formar oxalato cálcico, por lo que su consumo se ha de tener en cuenta si se padecen este tipo de cálculos renales, ya que se podría agravar la situación.

Los polifenoles y los taninos, sustancias abundantes en las variedades rojas pueden desencadenar migraña en personas propensas.

Propiedades

La uva contiene ácidos orgánicos como el tartárico, el málico, y también tanino; es abundante en minerales, teniendo asimismo los ácidos fosfóricos, el yodo y el arsénico. La uva es rica en vitaminas, aunque pobre en vitamina C.

Carece de grasas, por lo que su índice proteico es muy reducido.

La composición del jugo de la uva es muy semejante a la leche materna, lo cual ya por sí solo indica todas sus virtudes.

Su elevado índice de azúcares (levulosa y glucosa) hace que sea fácil de digerir, ya que éstos son de absorción natural, a diferencia de los azúcares industriales, en que el hígado debe trabajar más para su transformación. La uva tiene bastantes calorías, por lo que es conveniente para la dieta normal. La uva es un buen laxante y también anti-diarreica, y está indicada en padecimientos renales. La cura de uvas sirve para combatir la obesidad. La uva, además, desintoxica el organismo y es útil en los estados febriles y en la estomatitis. La uva rejuvenece el cutis, y cura los granos y obsesos, en forma de cataplasmas de pasas de uva. Respecto a las pasas, hay que añadir que al ser uvas concentradas, es conveniente no abusar de las mismas, puesto que además es obligado comerlas con la piel arrugada, que ya no se desprende. Las pasas son más laxantes aún que las uvas, tomadas en cantidades pequeñas. Sin embargo, cuando faltan las uvas frescas, sus pasas pueden sustituirlas casi con todas sus ventajas.

KIWI:

KIWI, AUTÉNTICO TESORO PARA LA SALUD

Contiene minerales, protege al corazón y la piel, fortalece el sistema inmunológico, mejora la digestión, previene el cáncer y colesterol alto y retrasa el envejecimiento celular.

De origen chino, su popularidad se extendió a diversos rincones del mundo, siendo la primera Nueva Zelanda, país donde adoptó el nombre con el que actualmente se le conoce gracias al ave nativa cuyo curioso plumaje semeja a las "vellosidades" del citado fruto, además de que éste es también su alimento básico. A su vez, hoy día su cultivo se concentra principalmente en países de clima mediterráneo como Italia, Francia, Estados Unidos, Chile y Argentina.

Perteneciente a la familia de las actinida, el kiwi procede de enredadera que puede alcanzar altura aproximada de 4 metros, cuyos frutos pesan aproximadamente entre 50 y 90 gramos, poseen forma ovalada con piel marrón cubierta por fina pelusa que encierra en su interior la pulpa verde brillante y diminutas semillas negras comestibles dispuestas en torno al corazón amarillento; su sabor dulce y ligeramente ácido recuerda la mezcla de durazno, fresa y melón con suave y jugosa textura. Existen más de 400 variedades, de las cuales destacan: Hayward. Es la especie verde más conocida y solicitada en el mercado (presente de octubre a mayo); su peso puede llegar hasta 100 gramos y tiene exquisito sabor e inmejorable calidad.

Gold. Es el tipo dorado, resultado de diversos cruzamientos hechos en Nueva Zelanda. Se cosecha de mayo a noviembre y su piel, de color oro oscuro, no está recubierta por pelusa. La pulpa ofrece atractivo matiz amarillo y su sabor es dulce, con ligero toque cítrico; el aroma recuerda a mezcla de mango, melocotón y melón.

Hallazgos recientes

El kiwi está compuesto principalmente por agua, así que es poco calórico (54 calorías por cada 100 gramos), pero esto no es tan significativo como los resultados de cierta investigación conducida por científicos de la Universidad de Oslo, Noruega, la cual ha demostrado que comer 2 ó 3 piezas al día otorga los mismos beneficios que tomar una tableta de ácido acetilsalicílico para mejorar la salud del corazón, ya que ayuda a adelgazar la sangre, reducir la formación de coágulos y disminuir la grasa causante de bloqueos (colesterol).

A su vez, análisis realizados por la Universidad de Rutgers, en el Reino Unido, demuestran que su ingestión cotidiana puede proveer importante protección contra varios tipos de cáncer (esófago, boca, estómago, seno, pulmón y páncreas). Asimismo, en esta prestigiada casa de estudios el Dr. Paul Lachance evaluó varias frutas para determinar cuáles aportan mayor valor nutritivo, encontrando que entre los 27 de mayor consumo el kiwi es de lo mejor, ya que contiene:

- Vitamina C. Una pieza cubre las necesidades diarias de adultos y niños, pues supera las propiedades de la naranja, defendiendo además al organismo de posibles infecciones (resfriados, gripe) y favoreciendo la absorción de hierro, por lo que previene de anemia y conserva en buen estado huesos y vasos sanguíneos.
- Potasio. Controla la actividad del corazón y trabaja con el sodio para mantener el equilibro de fluidos en el cuerpo. El fruto referido posee este mineral (450 miligramos) superando al plátano (370 miligramos).
- Magnesio. Se relación a con el funcionamiento del intestino, nervios, músculos, huesos y dientes.
- Vitamina E. Potente antioxidante que protege a las células del proceso de envejecimiento, reduce el riesgo de padecer enfermedades del corazón y cáncer.
- Ácido fólico. Colabora en la producción de glóbulos rojos y blancos, por lo que su carencia puede contribuir a algún os problemas de anemia, siendo de especial importancia durante el embarazo, protegiendo contra defectos de nacimiento.
- Luteína. Antioxidante que puede reducir el riesgo de degeneración macular relacionada con la edad avanzada. En reciente estudio se encontró que las propiedades del kiwi están por encima de las espinacas y todas las demás frutas y verduras, excepto el maíz amarillo, en su contenido de este elemento.
- Fibra. Este fruto es excelente fuente de fibra dietética, en forma tanto soluble (la cual desempeña función protectora en

enfermedades del corazón y diabetes) como insoluble, misma que ayuda a prevenir estreñimiento, diverticulitis y hemorroides.

Su componente mayoritario es el agua. Es de moderado aporte calórico, por su cantidad de hidratos de carbono.

Destaca su contenido en vitamina C; más del doble que una naranja, y vitaminas del grupo B, entre ellas el ácido fólico. Así mismo es rico en minerales como potasio, magnesio y fibra, soluble e insoluble, con un potente efecto laxante. La fibra mejora el tránsito intestinal.

La vitamina C interviene en la formación de colágeno, huesos y dientes, glóbulos rojos y favorece la absorción del hierro de los alimentos y la resistencia a las infecciones. El ácido fólico colabora en la producción de glóbulos rojos y blancos, en la síntesis material genético y la formación anticuerpos del sistema inmunológico. El magnesio se relaciona con el funcionamiento de intestino, nervios y músculos, forma parte de huesos y dientes, mejora la inmunidad y posee un suave efecto laxante. El potasio es necesario para la transmisión y generación del impulso nervioso, para la actividad muscular normal e interviene en el equilibrio de agua dentro y fuera de la célula y este va con todo y cascara en el licuado del "DRUBINLIFE".

MANGO:

El mango además de su agradable sabor tiene propiedades inacabables destacando su aporte de vitamina C, su efecto laxante, diurético y muy saciante.

El mango es el fruto de un árbol (mangifera indica) que llegó desde Asía a Brasíl (siglo XVIII) gracias a los portugueses. Hay miles de variedades de mango: de piel verdosa, rojiza o amarillenta; redondos, en forma de corazón o de fríjol; de pulpa muy suave o muy fibrosa, etc.

Conviene comerlos en su punto (ni demasiado maduro ni muy verdoso) Son ideales cuando vemos que su olor es intenso y su piel

Propiedades del mango

Su contenido de fibra le confiere propiedades laxantes. La fibra previene o mejora el estreñimiento, contribuye a reducir las tasas de colesterol en la sangre, al buen control de la glucemia y tiene un efecto saciante, beneficioso en caso de diabetes y exceso de peso, eso sí, en cantidades adecuadas. Esto es muy conveniente en casos de colesterol, obesidad y estreñimiento. No sería, pues, adecuado en personas con tendencia a la diarrea.

El mango tiene propiedades antioxidantes gracias a su alto nivel de vitamina C. Ideales en casos de enfermedades degenerativas, personas fumadoras. El mango es una buena alternativa para aquellas personas que no toleran otras fuentes de vitamina C como las naranjas, pimientos, limones o kiwis. Ese aporte de vitamina C también colaborará en tener un buen sistema inmunológico que nos defienda de las infecciones.

En caso de anemia ferrópenica puede colaborar, al ser rico en vitamina C, en la absorción del hierro.

Efecto diurético gracias a su aporte de potasio. El mango es ideal en personas que necesiten eliminar líquidos (en algunos casos de obesidad e hipertensión) y no quieran desmineralizarse. En cambio aquellas personas que por alguna enfermedad tengan un exceso de potasio o no les sea conveniente (insuficiencia renal, etc.) deberán evitarlo o comentarlo con su médico.

Así pues por lo que hemos visto el mango también colabora en las dietas para perder peso ya que es saciante, de efecto laxante suave, rico en nutrientes, pobre en grasas y diurético y este va con todo y cascara en el licuado del "DRUBINLIFE".

FRESA:

Propiedades de las fresas, aliadas de tu salud

La fresa una de las frutas más ricas y que más beneficios le aporta al organismo y al estado de ánimo. te contamos cómo aprovechar sus virtudes . . .

La fresa es una de las frutas que agrada a la mayoría de las personas. Su sabor dulce y su color rojo la distinguen por encima de cualquier otro alimento. Aporta varios sustentos y vitamina C.

También contiene fito-nutrientes y antioxidantes que ayudan a combatir los tan temidos radicales libres, productores en muchos casos de diversos tipos de cáncer.

"Se trata de una fruta muy versátil. La gente no conoce bien sus propiedades y aunque el precio es algo más caro que otra fruta, se recomienda su ingesta si se puede de manera continua ya que se notarán los beneficios en el organismo.

Se puede comer antes de las comidas o como parte de una ensalada acompañada con otras verduras. Es ideal para los niños mayores del año ya que antes no se recomienda porque puede presentar alergias", Hay más de 600 variedades de esta fruta, se distinguen en sabor, textura, aroma y color. Aquellas fresas que presentan un color rojo intenso son las más dulces y elegidas por el consumidor.

"Es una de las frutas más sabrosas y que brinda más ventajas al cuerpo humano", "Otorga protección a la estructura celular y previene del daño oxigénico.

Sus propiedades actúan salvaguardando al corazón de posibles riesgos y también tiene un efecto antiinflamatorio que va muy bien para las personas con problemas musculares o dolores óseos",

Otro de los beneficios a tener en cuenta es que la fresa contiene una fibra soluble que facilita la menor absorción de carbohidratos y ayuda a mantener los niveles de azúcar en la sangre de manera equilibrada.

De este modo, muchas mujeres que la consumen con asiduidad, aseguran que su ingesta les brinda tranquilidad, reducción del estrés y menos dolor durante sus ciclos menstruales o durante la menopausia.

Así se devela en una encuesta realizada por la Comisión de las Fresas de California.

Su rico sabor, acompañado de los beneficios mencionados son una buena elección, que ya no solamente debe destinarse al postre.

Consejos para el mejor consumo y conservación de las fresas:

- Se debe consumir ni bien se compra ya que pierde sus propiedades con el transcurso de los días y es una fruta muy delicada para conservar en la nevera por tiempo prolongado.
- No debe ser ingerida por niños menores del año ya que es altamente probable que se produzca algún tipo de intolerancia.
- Para su conservación, se debe quitar del envase en el que venga, colocar en un bol, lavarlas, cubrirlas con un plástico y guardarlas en la nevera.
- Varias personas las congelan, pero no es recomendable ya que sus principios se pierden con facilidad.
- Se puede variar su manera de consumir. Ideales para un desayuno a base de yogurt, cereales y fresas o para un almuerzo como parte de una ensalada con otras frutas o verduras
- Sólo consumiendo 100 gramos de esta fruta al día, se está cubriendo la cantidad necesaria de vitamina C.

BANANA:

Cambur, Banano o plátano enano, Origen y variedades, pero constituye una parte esencial de la dieta diaria para los habitantes de más de cien países tropicales y subtropicales.

Su mejor época

Se puede encontrar esta deliciosa y nutritiva fruta en el mercado durante todo el año.

Cómo elegirlo y conservarlo

Cambur, Banano o plátano enano;

Siempre han de estar intactos, sin golpes ni magulladuras.

En el banano de consumo crudo, el color de la piel es indicativo del grado de madurez del fruto. Se han de descartar los ejemplares que están excesivamente blandos. La presencia de manchas y puntos negros o marrones en la piel no afecta a la calidad de la pieza.

Esta fruta no requiere unas condiciones especiales de conservación, basta mantenerlos en un lugar fresco, seco y protegido de la luz directa del sol. Si se conservan en el frigorífico, la cáscara del banano se ennegrece por lo que se altera su aspecto externo, pero esto no afecta en absoluto a su calidad nutritiva. El oscurecimiento de la piel puede evitarse si se envuelven en papel de periódico.

Los bananitos, además, se conservan mejor en racimo y no sueltos, y se han de consumir lo antes posible una vez han alcanzada su madurez. No deben refrigerarse . . .

Propiedades Nutritivas

Destaca su contenido de hidratos de carbono, por lo que su valor calórico es elevado. Los nutrientes más representativos del banano son el potasio, el magnesio, el ácido fólico y sustancias de acción astringente; sin despreciar su elevado aporte de fibra, del tipo fruto-oligosacáridos.

Estas últimas lo convierten en una fruta apropiada para quienes sufren de procesos diarreicos. El potasio es un mineral necesario para la transmisión y generación del impulso nervioso y para la actividad muscular normal, interviene en el equilibrio de agua dentro y fuera de la célula. El magnesio se relaciona con el funcionamiento de intestino, nervios y músculos, forma parte de huesos y dientes, mejora la inmunidad y posee un suave efecto laxante. El ácido fólico interviene en la producción de glóbulos rojos y blancos, en la síntesis material genético y la formación anticuerpos del sistema inmunológico. Contribuye a tratar o prevenir anemias y de espina bífida en el embarazo.

Mezclar todo con jugo de manzana todo con fibra y cascara (excepto las semillas de manzana del aguacate, mango, banano . . .) y tomarlo cada mañana en ayunas después de los dos primeros vasos de agua que debes tomar al levantarte . . . ahora que ya sabes las propiedades de estos ingredientes ve y prepárate un Drubinlife y sigue leyendo tu libro durante la mañana de 7am - 9am: es la absorción de nutrientes en el intestino delgado, Es el horario perfecto para tomar el desayuno. Si estás enfermo el desayuno debe tomarlo más temprano: antes de las 6:30am. El desayuno antes de las 7:30am es benéfico para aquellos que quieren mantenerse en forma.

Quienes siempre se saltan el desayuno, deben procurar cambiar el hábito, siendo lo menos dañino realizarlo entre las 9:00am y 10:00am en lugar de no hacerlo por completo.

El drubinlife es un desayuno completo, Explicaremos más adelante como completar las comidas del día.

(A continuación voy a compartir varios correos electrónicos que llegaron a mi durante la preparación de mi libro que pueden ser muy útiles también.)

Para Dormir y despertar Temprano

De las 9pm - 11pm: Es el horario en el que cuerpo realiza actividades de eliminación, químicos innecesarios y tóxicos (desintoxicación) mediante el sistema linfático de nuestro cuerpo. Este horario del día debe utilizarse en encontrar un estado de relajación, escuchando música, por ejemplo.

Generalmente a esta hora las personas realizan actividades tales como limpiar la cocina, monitorear que todo esté listo para la actividad del día siguiente, etc. actividades que generan un estado de falta de relajación lo que genera un efecto negativo para la salud.

De las 11pm - 1am: el cuerpo realiza el proceso de desintoxicación del hígado, e idealmente debe ser procesado en un estado de sueño profundo.

Durante las primeras horas de la mañana 1am - 3am: es el proceso de desintoxicación de la vesícula biliar, idealmente debe suceder también en un estado de sueño profundo.

Temprano en la mañana 3am - 5am: desintoxicación de los pulmones. Es por esto que en ocasiones en este horario se producen accesos severos de tos. Cuando el proceso de desintoxicación ha alcanzado el tracto respiratorio es mejor no tomar medicamentos para la tos ya que interfieren en el proceso de eliminación de toxinas.

Mañana 5am - 7am: desintoxicación del colon, es el horario de ir al baño a vaciar el intestino.

Durante la Mañana de 7am - 9am: absorción de nutrientes en el intestino delgado, Es el horario perfecto para tomar el desayuno. Si estás enfermo el desayuno debe tomarlo más temprano: antes de las 6:30am. El desayuno antes de las 7:30am es benéfico para aquellos que quieren mantenerse en forma. Quienes siempre se saltan el desayuno, deben procurar cambiar el hábito, siendo lo menos dañino realizarlo entre las 9am y 10am en lugar de no hacerlo por completo.

Dormirse tarde y despertar tarde interrumpirá el proceso de desintoxicación de químicos innecesarios de tu organismo. Además de eso debes tener en cuenta que de las 12am las 4am es el horario en el que la médula ósea de tus huesos produce la sangre, así es que procura dormir bien y no te duermas tarde.

CUIDA TU SALUD

¡Vive la vida sin límites!
Comparte esta información con las personas que te importan recomiéndales este libro para que obtengan salud y energía cada día,

Los alimentos "Top-five" causantes de cáncer:

1. **Hotdogs**
   Porque son altos en nitratos. "Cancer Prevention Coalition" advierte que los niños no deben comer más de 12 salchichas al mes. Si no puedes vivir sin las salchichas compra de las que son hechas SIN nitrato de sodio, pero preferible no comerlas.

2. **Carnes-procesadas-y-tocino**
   También contiene altos niveles de nitrato de sodio como las salchichas, contenido también en el tocino y otras carnes procesadas que además incrementan el riesgo de enfermedades del corazón. La grasa saturada en el tocino también es un gran colaborador en la generación de cáncer.

3. **Donas**
   Las Donas son doblemente causantes de cáncer. Primero porque son elaboradas con flúor, azúcar refinada y aceite hidrogenado, después son Freídas a altas temperaturas. Las donas son el primer "alimento" de todos los que puedas comer que elevarán altamente tu riesgo de generar cáncer.

4. **Papas-fritas**

Así como las donas, las papas fritas son elaboradas con aceites hidrogenados y cocinadas después a altas temperaturas. También contienen acrilamidas que se generar durante el proceso de cocción a altas temperaturas. Deberían llamarse papas cáncer en lugar de papas fritas.

5. **Botanas, pasapalos o pasabocas y galletas los famosos-chips**

Todas estas son usualmente elaboradas con flúor y azúcar. Hasta las que en sus etiquetas son orgullosamente presentadas como libres de grasas transgénicas generalmente los contienen solo que en cantidades menores.

Los 5 causantes de muerte por Cáncer en USA

Son;

1. Cáncer del Pulmón
2. Cáncer del Colon
3. Páncreas
4. Próstata
5. Mamarios

HÁBITOS QUE DAÑAN EL CEREBRO (matan neuronas)

1. *No Desayunar*

La gente que no desayuna tiene bajo nivel de azúcar en la sangre. Esto genera insuficiente suministro de nutrientes al cerebro causando su degeneración paulatina.

2. *Comer de más*

Esto causa el endurecimiento de las arterias del cerebro, causando además baja capacidad mental.

3. *Fumar*

   Causa la disminución del tamaño cerebral y promueve además Alzheimer entre otros como; cáncer, envejecimiento, toxinas, etc . . .

4. **Consumir altas cantidades de azúcar**

   El alto consume de azúcar interrumpe la absorción de proteínas y nutrientes causando malnutrición y puede interferir en el desarrollo del cerebro.

5. **Contaminación del aire**

   El cerebro es el más grande consumidor de oxígeno del cuerpo. Inhalar aire contaminado disminuye su oxigenación generando una disminución de la eficiencia cerebral.

6. **Dormir poco**

   El dormir permite al cerebro descansar. La falta de sueño por periodos prolongados acelera la pérdida de células del cerebro.

7. **Dormir con la cabeza cubierta**

   Dormir con la cabeza cubierta aumenta la concentración de dióxido de carbono y disminuye el oxígeno causando efectos adversos a nuestro cerebro.

8. **Hacer trabajar al cerebro** cuando estamos enfermos Trabajar y estudiar cuando estás enfermo además de la dificultad del cerebro para responder en ese estado, lo daña.

9. **Falta-de-estimulación**

   Pensar es la mejor manera de estimular nuestro cerebro no hacerlo provoca que el cerebro disminuya su tamaño y por lo tanto su capacidad.

10. **Practica la Conversación inteligente**

    Conversaciones profundas o intelectuales promueven la eficiencia Cerebral, y lee buenos libros también.

Causas principales que dañan el hígado

1. Dormirse tarde y despertarse tarde
2. No orinar por la mañana
3. Comer demasiado
4. Saltarse el desayuno
5. Consumir muchos medicamentos
6. Consumir conservadores, colorantes, endulzantes artificiales
7. Consumir aceites de cocina no saludables. Tanto como puedas reduce el consumo de alimentos fritos aún cuando utilices aceites sanos. No consumas alimentos fritos cuando estés cansado o enfermo a menos que seas muy delgado, pero si puedes evítalo.
8. Consumir alimentos crudos o demasiado cocidos le agregan carga al hígado.

Los vegetales deben ser comidos crudos o poco cocidos, Si consumes vegetales fritos debes hacerlo en una sola sentada, es decir no debes guardarlos para consumo posterior. Debemos seguir estos consejos sin que signifique mayor gasto. Solo tenemos que adoptar un estilo de vida más sano y mejorar nuestros hábitos alimenticios. El mantener buenos hábitos de alimentación y ejercicio es muy positivo para que nuestro organismo absorba lo que necesita y elimine los químicos en su "horario".

TOMA EN SERIO TU SALUD . . . . y comparte esta información con todos los que amas comparte el drubinlife.

LA MARGARINA Y LA MANTECA: INTERESANTÍSIMO E INCREÍBLE

La margarina fue producida originalmente para engordar a los pavos, cuando lo que hizo en realidad fue matarlos.

Las personas que habían puesto el dinero para la investigación quisieron recobrarlo, así que empezaron a pensar en una forma de hacerlo.

Tenían una sustancia blanca que no tenía ningún atractivo como comestible, así que le añadieron el color amarillo para vendérselo a la gente en lugar de la manteca.

¿Qué tal ésa? . . .

Ahora han sacado algunos nuevos sabores para vender más a los incautos como ustedes y yo.

¿CONOCEN la diferencia entre la margarina y la manteca?

Sigan leyendo hasta el final . . . ¡porque se pone bastante interesante!

Comparación entre manteca y margarina:

Ambas tienen la misma cantidad de calorías.

La manteca es ligeramente más alta en grasas saturadas: 8 gramos, comparada con los 5 gramos que tiene la margarina.

Comer margarina en vez de manteca puede aumentar en 53% el riesgo de enfermedades coronarias en las mujeres, de acuerdo con un estudio médico reciente de la Universidad de Harvard.

Comer manteca aumenta la absorción de gran cantidad de nutrientes que se encuentran en otros alimentos.

La manteca provee beneficios nutricionales propios mientras la margarina tiene sólo los que le hayan sido añadidos al fabricarla. La manteca sabe mucho mejor que la margarina y mejora el sabor de otros alimentos.

La manteca ha existido durante siglos mientras que la margarina tiene menos de 100 años. Ahora . . . sobre la margarina: Es muy alta en ácidos grasos trans. (Sí, ésos que recién ahora los científicos descubrieron que son malísimos Triple riesgo de enfermedades coronarias. Aumenta el colesterol total y el LDL (el colesterol malo) y disminuye el HDL (el colesterol bueno).

Aumenta en cinco veces el riesgo de cáncer.

Disminuye la calidad de la leche materna. Disminuye la reacción inmunológica del organismo. Disminuye la reacción a la insulina.

Y he aquí el factor más inquietante (¡AQUÍ ESTÁ LA PARTE MÁS INTERESANTE !):

¡¡A la margarina le falta UNA MOLÉCULA para ser PLÁSTICO . . . !!

Sólo este hecho es suficiente para evitar el uso de la margarina de por vida, y de cualquier otra cosa que sea hidrogenada (esto significa que se le añade hidrógeno, lo cual cambia la estructura molecular de las substancias).

Ustedes pueden ensayar lo siguiente: Compren un poco de margarina y déjenla en el garaje o en un sitio sombreado. Dentro de unos días notarán dos cosas: No habrá moscas; ni siquiera esos molestos bichos se le acercarán (esto ya le debe decir a ustedes algo). No se pudre ni huele mal o diferente porque no tiene valor nutritivo.

Nada crece en ella. Ni siquiera los diminutos microorganismos pueden crecer en ella. ¿Por qué? ¡¡Porque es casi plástico!!.

¿Ustedes derretirían un Tupperware y lo untarían sobre una tostada?.

Podemos agregar además: que si tomamos un trozo de margarina y la ponemos a la parrilla o sobre una plancha para cocinar bifes, sale humo negro!

Después del abuso del alcohol, ratón, pea, resaca.

Después de exagerar con la bebida durante alguna jornada festiva, es común sufrir la ineludible resaca del día siguiente. Quien se excede con el alcohol difícilmente se salva de los síntomas clásicos: la cabeza parece que va a estallar, el mareo, la incapacidad de concentrarse, la debilidad física y una sed extrema. En suma, el cuerpo queda maltrecho, básicamente porque el organismo invierte la glucosa para metabolizar el alcohol; la glucosa es azúcar y el azúcar es energía. El resultado es que nos debilitamos en todos los aspectos.

El exceso de alcohol también ataca al sistema nervioso central, y provoca sueño e irritación; corrompe mecanismos químicos del cerebro y produce dolor de cabeza, irrita las mucosas del aparato digestivo, causa náuseas, vómito y hasta diarrea, e inhibe la acción de la hormona antidiurética, causando sed y la sensación de boca seca. Pero eso no es todo.

La ingestión excesiva de alcohol potencia el aumento de peso y la acumulación de grasas en el abdomen. "El consumo permanente puede causar lesiones cerebrales, diabetes Tipo 2, úlceras e inflamaciones en el estómago y el intestino, hepatitis, depresión, lesiones en los riñones, en la vejiga, la próstata y el páncreas, entre otras dolencias".

¿Cómo evitar la resaca o el ratón, pea.?: consejos útiles para los que toman licor y no lo han podido dejar, aunque mi consejo numero uno es que no consuman alcohol. Pero estos consejo son para los que seguirán tomando aunque sepan lo dañino que es.

1. Aunque la resaca es inevitable, si usted ingiere mucho alcohol, ésta siempre puede ser peor: destilados en mezcla con jugos de frutas o bebidas como el whisky generan más incomodidad por la mezcla de sustancias.
2. El alcohol y el cigarrillo forman un dúo nefasto para el organismo: a más nicotina menos oxígeno en la sangre y más rápido se genera la intoxicación del cuerpo.

Como aliviar un poco la resaca

1. La principal causa de la resaca es la deshidratación provocada por el alcohol, un potente diurético que estimula la pérdida de líquido en el cuerpo. Llénese de agua antes, durante y después de su noche de copas. Antes de acostarse a dormir ingiera agua, ya que así ayuda a su organismo a metabolizar el alcohol y librarse de las toxinas. Los jugos de cítricos como limón y naranja son excelentes, porque ingresan al cuerpo antioxidantes, protectores y vitamina C. Beba isotónicos para reponer sales minerales y no olvide el agua de coco, rica en potasio.

2. Evite el café negro para espantar la resaca, ya que se trata de una bebida que también tiene propiedades diuréticas, es decir, que deshidrata aún más el cuerpo.

3. Consuma alimentos de fácil digestión para aligerar la carga del organismo, ya forzado a procesar el exceso de alcohol. "Para reducir los efectos de la resaca opte por una alimentación liviana, pobre en grasas, rica en frutas, vegetales y líquidos (como el drubinlife o un V10)". Incluya en el menú galletas livianas y panes salados. El alcohol aumenta la acidez e irrita la mucosa estomacal; los alimentos salados y secos desaceleran la producción de ácido, y también le dan fuerza al hígado para procesar las toxinas del alcohol. Olvídese, en cambio, de la salsa blanca, los quesos amarillos y las frituras.

4. Aunque existen en el mercado algunos medicamentos que prometen minimizar los estragos físicos causados por el alcohol (los combinados de antiácido, analgésico y antiemético, que previene las ganas de vomitar), ninguno es capaz de resolver todas las secuelas de una borrachera.

5. Por donde pasa, el alcohol causa problemas. En el cerebro, actúa sobre las neuronas, primero causando desinhibición y luego aletargamiento- Cinco horas después de la ingesta de alcohol las células cerebrales comienzan a recuperarse, pero quedan muy sensibles; por eso la luz y el ruido molestan tanto. Al día siguiente los daños aún no están reparados, y por eso es tan difícil recuperar la concentración. Descanse: mantenga la luz apagada, las cortinas cerradas y quédese en cama. En momentos así lo que pide el cuerpo es descanso.

6. Algunas hierbas ayudan a renovar las células hepáticas y acelerar el proceso de desintoxicación. Los tés de hierbas (sin cafeína) facilitan el proceso. Los jugos que mezclan naranja y limón ayudan a reponer las fuerzas del organismo, así como la mezcla en la licuadora de maracuyá (parchita), agua de coco y jengibre, da como resultado un jugo sabroso y al mismo tiempo liberador de los síntomas de la resaca. Otra combinación ideal es la de naranja, banana, piña y zanahoria,Drubinlife,V10. Cualquiera de los jugos aquí mencionados será el complemento perfecto del descanso posterior a una noche de abusos y tragos.(mi consejo siempre será no tomes si te amas)

Teorías del envejecimiento: Los radicales libres

Hay que tener en cuenta que el envejecimiento se considera un proceso multifactorial que representa un gradual deterioro de las funciones fisiológicas de homeostasis y alostasís. De las múltiples teorías desarrolladas e investigadas, una de las más aceptadas actualmente por cumplir los requisitos que se piden para poder explicar y definir la senectud (*universal*: asociado a los procesos que deben ocurrir en diferentes grados en todos los individuos de una especie, *Intrínseco*: causas endógenas, que no dependan de factores extrínsecos, *progresivo*: ocurren durante el desarrollo de la vida, *deterioro:* considerado sólo como parte de un proceso de envejecimiento, es la teoría del envejecimiento por radicales libres.

En ella se propone que los radicales libres formados en el metabolismo generando toxicidad residual de los derivados del oxígeno (y otros agentes oxidantes como especies de nitrógeno reactivas) son los responsables de los daños asociados a las células y con ello motivo de envejecimiento, ya que genera fragmentos moleculares muy reactivos que pueden dar lugar a reacciones muy desorganizadoras así como procesos degenerativos, como cáncer, arterioesclerosis, amiloidosis e inmunodeficiencia, disminución de niveles antioxidantes, y deterioro en la reparación de daños y perjuicios oxidativos. Es un daño oxidativo en la célula. Realmente es un envenenamiento por oxígeno al que están sentenciados todos los organismos aerobios.

Origen de la teoría de los radicales libres como causa del Envejecimiento

La primera vez que se postula la teoría de los radicales libres fue en 1950 por Harman, cuyo mismo autor vuelve a retocar dicha teoría posteriormente en 1972. Son muchos los experimentos y grupos de científicos que con diferentes pruebas apoyan esta teoría como uno de los factores causantes del envejecimiento. Para poder defender esta teoría hay que demostrar que ya que tenemos buenos sistemas de antioxidación, incluso beneficiosos para determinadas rutas metabólicas por las moléculas intermedias que se generan (es como los dos lados de una misma moneda, por un lado beneficioso y por otro destructivo).

En condiciones en vitro diferentes estudios demuestran cómo se pueden contrarrestar los efectos oxidantes con aplicación de antioxidantes. En condiciones en vivo estos sistemas antioxidantes son incapaces de contrarrestar todos los radicales libres continuamente generados durante la vida de la célula. En momentos puntuales también son aumentados los radicales libres acumulados, momentos puramente fisiológicos, que resuelven en tiempo adecuado. Es la sola acumulación a lo largo de la vida celular la que preocupa y es motivo de estudio en las teorías de envejecimiento.

Daños de los radicales libres a nivel celular

Los radicales libres suponen un daño celular y en consecuencia tisular, afectando al rendimiento de los órganos. Se producirá daño a nivel ADN, con el consecuente empeoramiento a nivel de producción de proteínas y lesiones en los lípidos de membrana, alterando la fluidez y con ello dificultando una buena comunicación intra e inter celular. Tendremos por lo tanto un daño tanto a nivel estructural como funcional de la célula (señales de moléculas para crecimiento, apoptosis, neurotransmisión,.). Implica un empeoramiento del organismo para responder al estrés y mantener la homeostasís (responder ante el estrés oxidativo, choque térmico, radiaciones, agentes alquilantes, metales pesados, etc.)

Se ha visto como en animales viejos hay una mayor acumulación de oxidación que en animales jóvenes, contabilizando las proteínas, lípidos y ADN oxidados. El aumento de la duración de la vida, también hace que se incremente la tasa de radicales libres involucrados en las enfermedades degenerativas.

Un motivo para admitir esta teoría es la aplicación en terapia. Existe la posibilidad de poder utilizar moléculas antioxidantes y poder observar los efectos beneficiosos y la inversión de destrucción celular. Se equilibran más la balanza de antioxidación/producción de radicales.

Radicales libres y teoría mitocondrial

En la teoría del envejecimiento por radicales libres, hay que incluir como específico la teoría mitocondrial de envejecimiento, ya que es este orgánulo dentro de la célula el principal productor de R.O.S. (especies reactivas de oxígeno) y de (N.O.) óxido nítrico, responsable también de oxidación. Existen otros orgánulos celulares (peroxisomás, microsomás) también generadores de ROS a los que hay que añadir el que en presencia de ciertos complejos de metales de transición pueden reaccionar entre sí dando lugar a más radicales.

La mitocondria es la principal fuente endógena de oxidantes implicados en el envejecimiento. Especies reactivas de oxígeno son continuamente generadas en la cadena de transporte de electrones en la mitocondria. La producción es acumulativa, lo que va causando un estrés oxidativo crónico. Cuanta más tasa de respiración más posibilidades de ir acumulando especies reactivas de oxígeno (ROS).

Se ha visto como aquellas células en continua diferenciación mitótica que aún no se han diferenciado del todo en funcionalidad (células protegidas ante el envejecimiento por su moderado consumo de oxígeno y la regeneración de mitocondrias que acompaña a la mitosis), se producen menos especies reactivas que en aquellas donde la célula ya está madura y diferenciada. Aquí la cadena de transporte de electrones, la respiración celular por parte de la mitocondria, tiene que funcionar a pleno rendimiento, para sintetizar el abundante ATP necesario para la función específica de la célula. Nos encontramos alta especificidad en musculatura (incluyendo corazón) hígado y células del sistema nervioso. La producción de oxidación por parte de la mitocondria es la llave que determina la máxima longevidad potencial.

La teoría mitocondrial ha sido probada por varios laboratorios.

Destacar que las mitocondrias no sólo están involucradas en el proceso de envejecimiento a nivel de estructura sino también a nivel de funcionalidad. Se ha observado como la actividad mitocondrial decrece con la edad afectando como se ha dicho sobre todo hígado, músculo y cerebro.

Muchos laboratorios ven más interesante estudiar los biomarcadores del estrés oxidativo que estudiar la cantidad de producción de oxidantes. Algúnos biomarcadores estudiados: etano y pentano para la peroxidación lipídica, oxidación de proteínas y la oxidación del ADN. El ADN mitocondrial es más afectado por los ROS que el nuclear, ya que es el que está en continua exposición a ellos y no posee histonas y mecanismos de protección como posee el nuclear. Esto hace que aumente la tasa de mtADN mutaciones, dando lugar a la agravación de la función de respiración aeróbica, ya que mtADN codifica proteínas de la cadena respiratoria). Menos producción de electrones de transferencia conduce a una mayor producción de ROS, estableciéndose así un círculo vicioso entre estrés oxidativo y disminución energética.

Todo esto puede bloquear la división mitocondrial y renovación del orgánulo, y llevará a un proceso de autodestrucción (digestión autofagia de las mitocondrias, disminución por tanto de la producción de ATP y de proteínas necesarias para el trabajo celular especializado, y acumulación de pigmento de envejecimiento: lipofuscina), también agravado por la acumulación disfuncional de lisosomás, lo que conduce a una irremediable muerte celular.

Clorifila;

Es conocido por todos que las moléculas de clorofila son necesarias para el proceso de la fotosíntesis, gracias a la cual la luz se transforma en energía, pero hace poco que se descubrieron sus propiedades antioxidantes. La clorofila producida por los vegetales es liposoluble; mientras que la que está alterada químicamente, y que es la base de los productos vendidos en farmacias es hidrosoluble. Esto significa que la segunda tiene más dificulta para ser absorbida por el sistema gastrointestinal. Además, la clorofila liposoluble amplifica su propiedad antioxidante porque contiene betacaroteno.

Estos antioxidantes que hablamos se encuentran en todos los vegetales verdes y frutas frescas.

Si has probado dietas y ejercicios sin lograr resultados deseados, hoy te doy la solución para que por fin puedas adelgazar sin tener que hacer dietas pero si ejercicios!

Las dietas y ejercicios fallan porque ellos te hacen bajar el peso del agua que tu cuerpo ha acumulado! Ninguna de estas dietas o ejercicios en realidad se enfocan a quemar la grasa que está dentro de tu cuerpo. Por esa razón es que cuando dejas la dieta, vueles a subir de peso. También las toxinas que acumulan tu cuerpo la trata de combatir creando más grasa es por eso que mientras no desintoxiques tu cuerpo no podrás bajar la grasa de tu cuerpo.

Para poder quemar la grasa, necesitas usar un limpiador de colon para purificar tu cuerpo y convertirlo en un incinerador de grasa!

A través de los años, tu cuerpo ha acumulado comida, grasas, placa y otras cosas en el sistema digestivo. Cuando estas cosas se acumulan, hacen que tu organismo funcione de una manera diferente. Tu cuerpo le da trabajo digerir y procesar la comida que consumes; La grasa, placa y otras cosas se pegan a tus intestinos, colon, y hace que tu engordes.

Claro, te preguntaras como es que esto hace que subas de peso? Bueno, es muy sencillo. Cuando estas cosas están pegadas en tu intestino y colon, tu cuerpo obtiene una cantidad menor de vitaminas y nutrientes de la comida que comes. Para que tu cuerpo reciba la cantidad adecuada de vitaminas y nutrientes. El cerebro envía una señal a tu estomago que tiene hambre. Tu cerebro ordena a tu estomago a sentir hambre. Esto es para que comas más comida y obtengas más vitaminas y nutrientes.

Así que tu comes más comida o comes más veces al día Ahora, lo negativo en esto es que cuando comes, no solamente recibes la comida y nutrientes que el cuerpo necesita, también recibes las calorías de la comida!!! Así que tú subes de peso por qué consumes más calorías que a tu cuerpo necesitas. Las calorías que tu cuerpo no puede quemar rápidamente se convierten en grasa que se acumula alrededor del cuerpo con la mayor cantidad colocándose en el abdomen. Pero no pierdas esperanzas,

Sabias que la mayoría de personas que fracasan con las dietas es porque no las pueden seguir por mucho tiempo? La razón de esto es por que las dietas roban a tu cuerpo de la energía que necesita de las vitaminas y nutrientes. Si te hace falta esto, tú te vas a sentir con ansiedad, desesperación y vas a sufrir de nervios. Esto se debe porque tu cuerpo le hace falta las vitaminas y nutrientes que estabas consumiendo!

Con el drubinlife Es como si vas a estar en dieta. Pero no vas a fracasar porque el drubinlife contiene todas las vitaminas y nutrientes que tu cuerpo necesita para funcionar sin problema. La gran concentración de antioxidantes va a estimular tu metabolismo y hacerlo que funcione mejor. El metabolismo es responsable de quemar grasa durante el día y cuando duermes. El metabolismo está más activo en el momento que estas comiendo drubinlife, tu metabolismo va a estar activo por más tiempo y no únicamente durante cuando comas. Para ver los resultados tu mismo comienza desde ahora a prepararte tu drubinlife cada mañana.

Cómo Funciona un limpieza de colon natural?

La limpieza del colon es la que va a remover toda la putrefacción que tienes pegada en las paredes de tu colon y intestino. Es estimado que uno carga de 5 a 15 kilos de grasas, placa y otras cosas que están pegadas en tu sistema digestivo. El limpiador de colon no causara que tengas diarrea como un laxante.

Cuando toda la putrefacción sea despegada, tu sistema digestivo va a poder consumir las comidas con más facilidad. Tu cuerpo va a poder extraer las vitaminas y nutrientes por completo de las comidas. Tu vas a comer menos por que tu cerebro va a reconocer que tiene todas las vitaminas y nutrientes que el cuerpo necesita.

Cuando saques todo esto de tu cuerpo, vas a notar una diferencia de peso de 5 a 15 kilos porque todo lo que tenías pegada, ha salido de tu cuerpo. esto es lo que tienes pegado en tu sistema digestivo. No esperes que así salga de tu cuerpo. Va a salir poco a poco en una manera sana. Si te lo sacas todo de un jalón, tu cuerpo puede tener una reacción negativa como cansancio en exceso. Pero con el limpiador de colon, todo esto saldrá suavemente y sanamente y tú te vas a sentir mejor, con más energía y vas a estar más saludable!

Existen muchas maneras de desintoxicarse naturalmente; un día de 24horas comiendo solo brócoli y tomando agua. Aunque existen muchas compañías que ofrecen gran variedad de productos para este proceso y que si funcionan, pero yo solo me limito a darles las maneras naturales de cómo en casa usted puede hacer una limpieza intestinal natural y sin riesgos, por supuesto consulte antes de cualquier cambio de alimentación con su médico para que le dé su aprobación.

Existen métodos naturistas como enemas rectales donde con una bolsa de agua tibia colocan una rama de ajenjo una cucharadita de carbón activado, medio limón pequeño poniendo una taza de café negro con un poquito de nepe en la pera de goma, o sumándola al agua de la bolsa de lavativas. Es un gran drenante hepático, pero solo a través del recto, no ingiriéndolo por boca, y se coloca rectalmente para limpiarlas en uno a dos litro de agua y se coloca rectalmente para limpiar las paredes del intestino sacando la putrefacción que no deja absorber los alimentos.

La Conclusión

El limpiador de colon despegara todo de tu intestino y colon. Esto hará que tu cuerpo pueda consumir todas las vitaminas y nutrientes con facilidad! Esto hará que adelgaces porque ya no cargaras el peso de lo que tenias pegado. Los productos deben ser naturales así que no tendrán efectos secundarios con otras medicinas que estés tomando.

Red Bull;

Es peligroso RED BULL contiene: cafeína, ginseng y guaraná (estimulantes legales todos) azúcares, edulcorantes artificiales, taurina (un aminoácido dice que baja la presión arterial). RED BULL promete: aumento de energía, mejor concentración, rendimiento cognitivo más nítida, una mayor resistencia, metabolismo más alto, más rápido tiempo de reacción. RED BULL ofrece: aumento de la frecuencia cardíaca, aumentada de la presión arterial, ansiedad, aprehensión, hiperactividad, insomnio, hipoglicemia, deshidratación. Una sola lata de Red Bull o cualquier otro "bebida energética" aumentan el riesgo de ataque cardíaco o un trazo. El pop de soda cargado de cafeína provoca que la sangre se vuelva más pegajosa y se convierta es un pre-cursor a problemas cardiovasculares. Una hora después de beber de Red Bull, el sistema de sangre se vuelve anormal, funcionamiento como lo haría en un paciente con enfermedad cardíaca. Este efecto se ve incluso en jóvenes. Eche un vistazo al sitio Web de Red Bull. La compañía ha alineado a sí mismo — a través de patrocinios de alto-dólar, que no son más que las campañas publicitarias manipuladora — con la multitud deportiva. Comenzó con el rodeo; el logotipo de Red Bull es hecho a medida para un personaje vaquero. En el circuito de carreras, BMX, ciclismo, esquí, de extrema clásico de soapbox incluso han llegado a los tentáculos de la compañía. Usted encontrará a atleta superestrellas vistiendo el logotipo de Red Bull en estadios y sedes en todo el mundo. Sería una cosa si Red Bull fue comercialización de su producto a jefes de coque y adictos, proporcionándoles un zumbido durante el día legal. Pero para sugerir que los atletas se beneficiarán de la "energía" Red Bull ofrece es salvajemente irresponsable y mal. A diferencia de la rehidratación de equilibrio de electrolitos en Gatorade, Red Bull es shock lleno de estimulantes que causan deshidratación rápido, haciendo energía bebidas excepcionalmente peligrosos cuando se utiliza en la actividad física rigurosa. Pérdida de la conciencia, la insuficiencia renal y muerte son algunos de los resultados más preocupantes de la deshidratación grave. Deshidratación leve incluso te hace sentir como niebla, lento, — que no mejoran el rendimiento físico o mental en cualquier persona. Amenaza la salud combinan potentes estimulantes del Red Bull con un depresor pesada que puede llevar a insuficiencia cardíaca y otras crisis de salud. Noruega, Francia, Dinamarca y Uruguay incluso han prohibido las ventas de Red Bull completamente. La historia nos ha enseñado que no podemos esperar el comportamiento responsable de las empresas. Tienen un deber de aparente a los accionistas para ganar dinero, sin trabas por consideraciones éticas. Es por eso la administración de drogas y alimentos ha sido nombrado nuestro vigilante fiel.

"El RED BULL fue creado para estimular el cerebro en personas sometidas a un gran esfuerzo físico y en "coma de estrés" y nunca para ser consumido como una bebida inocente o refrescante.

Fue creada por Dietrich Mateschitz, un empresario de origen austriaco que descubrió la bebida por casualidad.

Sucedió en un viaje de negocios a Hong Kong, cuando trabajaba para una empresa fabricante de cepillos de dientes. El líquido, basado en una fórmula que contenía cafeína y taurina, causaba furor en ese país.

Justamente, imaginó un rotundo éxito de esta bebida en Europa, donde todavía no existía el producto, además de ver una oportunidad inmejorable de convertirse en empresario.

PERO LA VERDAD DE ESTA BEBIDA ES OTRA: FRANCIA y DINAMARCA lo acaban de prohibir por ser un coctel de muerte, debido a sus componentes de vitaminas mezcladas con "GLUCURONOLACTONE", químico altamente peligroso, el cual fue desarrollado por el Departamento de Defensa de los Estados Unidos durante los años 60 para estimular la moral de las tropas acantonadas en VIETNAM, el cual actuaba como una droga alucinógena que calmaba el estrés de la guerra. Pero sus efectos en el organismo fueron tan devastadores, que fue descontinuado, ante el alto índice de casos de migrañas, tumores cerebrales y enfermedades del hígado, que mostraron los soldados que la consumieron.

Y a pesar de ello, en la lata de RED BULL aún se lee entre sus componentes: GLUCURONOLACTONE, catalogado médicamente como un estimulante.

Pero lo que no dice la lata de RED BULL, son las consecuencias de su consumo, que obligan a colocar una serie de ADVERTENCIAS:

1. Es peligroso tomarlo si después no haces ejercicio físico, ya que su función energizante acelera el ritmo cardíaco y te puede ocasionar un infarto fulminante.
2. Corres el peligro de sufrir una hemorragia cerebral, debido a que el RED BULL contiene componentes que diluyen la sangre para que al corazón le cueste mucho menos bombear la sangre, y así poder hacer un esfuerzo físico con menos agotamiento.
3. Está prohibido mezclar el RED BULL con alcohol, porque la mezcla convierte la bebida en una "Bomba Mortal" que ataca directamente al hígado, provocando que la zona afectada no se regenere nunca más.
4. Uno de los componentes principales del RED BULL es la vitamina B12, utilizada en medicina para recuperar a pacientes

que se encuentran en un coma etílico; de aquí la hipertensión y el estado de excitación en el que te encuentras después de tomarlo, como si estuvieras en estado de embriaguez.

5. El consumo regular del RED BULL desencadena en la aparición de una serie de enfermedades nerviosas y neuronales irreversibles.

CONCLUSION: Es una bebida que debería prohibirse en México, Venezuela, República Dominicana, Puerto Rico y otros países del Caribe como ya está despertando otras naciones pues se mezcla con alcohol y crea una bomba de tiempo para el cuerpo humano, principalmente entre adolescentes y adultos ignorantes por su poca experiencia.

INFORME DEL Ph. D. KHALET GEBARA, MD, UCLA University, California, USA.

: los días de 11 horas son malos para el corazón

La gente que trabaja de 10 o 11 horas por día están más expuestos a sufrir los problemas serios del corazón, incluyendo ataques del corazón, que los que terminan después de 7 a 8 horas de trabajo.

La incidencia más alta de los problemas del corazón entre ésos que trabajaban en horas extras era independiente de una gama de otros factores de riesgo incluyendo fumar, ser gordo o ser rico en colesterol. por ejemplo como resultado de pobres dieta o aumentó la consumo del alcohol.

Más fundamental, las largas horas se pueden asociar a la tensión, y trabajo-relacionado, que interfiere con procesos metabólicos. En efecto estos son los males de este nuevo siglo.

LAS TOXINAS COMO ELIMINARLAS DEL ORGANISMO: (III PARTE)-¿Cómo producen la enfermedad los desechos?

Para comprender cómo la presencia de desechos en el cuerpo puede enfermarlo, hay que recordar que el organismo es un conjunto de células, y que funcionan porque todas esas células están activas.

Las células, agrupándose, forman nuestros órganos, que por sí mismos carecen de órganos que les permite respirar, producir energía, eliminar desechos, reproducirse y enviar o recibir mensajes. Las células son las "unidades de vida" más pequeñas que tenemos, pero, a pesar de eso, son completamente dependientes del medio en que se encuentran. Al no poderse desplazar, el oxígeno y las sustancias nutritivas que necesitan deben serles suministrados, y los desechos que producen, retirados. Los líquidos orgánicos, como la sangre, la linfa y los sueros celulares, son los encargados del transporte. Antiguamente se llamaba humores a estos líquidos orgánicos, y se hablaba del estado de los humores o del estado humoral. Hoy han cambiado las palabras y se habla de "terreno".

Un 70% de nuestro cuerpo está compuesto de líquido. Nuestras células están literalmente sumergidas en un océano interior, constituido por sueros celulares en los que circulan corrientes nutricias y depuradoras: las corrientes sanguínea y linfática. La composición d esos líquidos, por tanto, es primordial para la célula, porque representa su medio vital.

Si se extendieses los tejidos celulares, cubrirían una superficie de 200 hectáreas. Cien kilómetros de sanguíneos sirven de canalización para irrigar esta enorme superficie. Sin embargo, nuestro cuerpo sólo dispone de algunos litros de sangre. ¿Cómo pueden sobrevivir las células con un líquido nutricio tan restringido? Dos factores compensan la falta de líquido. Por una parte, los capilares no están todos llenos al mismo tiempo, sólo las partes más activas del cuerpo disponen de una irrigación abundante: los órganos digestivos cuando comemos, el cerebro cuando pensamos, los músculos cuando realizamos un trabajo de fuerza. Por otra parte, la velocidad de circulación compensa la falta de líquido, ya que al circular a alta velocidad en un sistema cerrado como el sistema circulatorio, la sangre vuelve a menudo y rápidamente a los mismos sitios. La sangre tarda sólo un minuto, aproximadamente, en dar una vuelta completa al cuerpo.

Irrigación diferenciada y velocidad de circulación permiten, de este modo, irrigar correctamente todas las células. Pero hay un tercer factor fundamental que se suma a los otros dos: las células pueden funcionar de manera normal porque esos líquidos orgánicos están limpios. En efecto, si cantidades tan pequeñas de líquidos pueden utilizarse para asegurar la nutrición y la depuración de una cantidad tan grande de células, es porque esos líquidos conservan constantemente su composición ideal, es decir, no están sobrecargados con desechos.

Uno de los trabajos principales del cuerpo es, por consiguiente, mantener la pureza de los líquidos orgánicos. Sin embargo, los cincuenta mil millones de células que componen el cuerpo excretan sus desechos en el medio humoral como si fuese una cloaca, y de cinco a siete millones de células muertas son arrojadas cada día a la sangra y la linfa. Además, como hemos visto, múltiples venenos penetran en nuestro cuerpo por las vías respiratoria, digestiva y cutánea.

Para mantener la pureza de su medio interior, el cuerpo dispone de varios emuntorios. Cada uno a su manera, el hígado, los intestinos, los riñones, las glándulas sudoríparas y sebáceas, así como las vías respiratorias, filtran los desechos y los eliminan hacia el exterior. Cuando todos estos órganos trabajan de modo normal y la producción y aporte de desechos no es muy elevada, el medio sigue limpio y las células pueden funcionar correctamente.

Por el contrario cuando los desechos son abundantes y los emuntorios son perezosos o deficientes, el terreno acumula progresivamente desechos y la situación orgánica se degrada.

La sangre se espesa, se hace más densa y pesada, y ya no circula tan fácilmente por los vasos sanguíneos. Los desechos transportados por la sangre penetran en la linfa y en los sueros celulares. Mientras más tiempo dura el atascamiento con desechos, más se ensucian los líquidos. Con el tiempo, las células pueden estar sumergidas en una verdadera ciénaga, cuya más a inerte paraliza cualquier intercambio. Los aportes de oxígeno y de sustancias nutritivas no logran llegar hasta las células y determinan graves carencias. Al no ser transportados los desechos, luego de ser rechazados por las células, van a aumentar todavía más el grado de contaminación circundante. En estas condiciones, las células ya no pueden realizar su trabajo. Tampoco lo podrán los órganos compuestos por ellas. Su actividad disminuye, y luego se interrumpe, en mayor o menor grado.

Al depositarse los desechos en las paredes de los vasos sanguíneos, reducen el diámetro de éstos, lo que retarda aún más la velocidad de circulación, la irrigación de los tejidos y los intercambios. Al acumularse, los desechos ensucian y taponan los filtros de los emuntorios, congestionan los órganos y bloquean las articulaciones. Al quedar irritado los tejidos, se inflaman y se esclerosan. De aquí provendrá un sinfín de enfermedades diferentes, según cuales órganos hayan sido afectados y en qué grado.

FUENTE: LAS TOXINAS COMO ELIMINARLAS DEL ORGANISMO –

La carne procesada aumenta el riesgo de cáncer de ovario

Las mujeres que comen grandes cantidades de carne procesada, como salame y **hot dogs,** tienen alto riesgo de desarrollar cáncer ovárico.

En cambio, quienes consumen mucho pescado tienen bajo riesgo de desarrollar la enfermedad.

"Eso sugiere que si se cumplen las guías alimentarias para reducir el consumo de carnes procesadas y se aumenta el consumo de aves y pescado, las mujeres reducirían el riesgo de desarrollar cáncer de ovario"

La mayoría de los estudios sobre el riesgo de desarrollar cáncer de ovario se concentraron en la exposición al estrógeno durante la vida de una mujer, de American Cancer Society.

Esto significa que las que ingresan antes a la pubertad y demoran en atravesar la menopausia tendrían mayor riesgo de sufrir la enfermedad.

"Se identificaron muy pocos factores de riesgo alimentarios para este cáncer altamente fatal".

Se desconoce por qué las carnes procesadas y el pescado tendrían efecto sobre el riesgo de desarrollar cáncer de ovario.

"La carne procesada contiene sustancias que podrían dañar a las células y, por lo tanto, causar cáncer.

En cambio, los ácidos grasos omega 3, presentes en los pescados grasos, son buenos para la salud y serían anti-cancerígenos", las carnes procesadas conservadas con nitritos y nitratos pueden producir nitrosaminas, sustancias que causan cáncer en los animales.

"Pero sabemos que existen otros beneficios asociados con el consumo de carne blanca y pescado, de modo que creo que las mujeres deberían tratar de tener una alimentación saludable que incluya menos carne procesada y más ave y pescado",

"Eso tendría varios beneficios y hasta les reduciría el riesgo de desarrollar cáncer ovárico", agregó.

Los resultados coinciden con las recomendaciones alimentarias de American Cancer Society: reducir el consumo de carnes procesadas y rojas, y comer frutas y verduras variadas.

Aseguró que ya existen buenos motivos para reducir el consumo de carnes rojas y procesadas, como la reducción del riesgo de desarrollar cáncer de colon y enfermedad cardíaca.

"Sería inteligente dejar las carnes procesadas para reuniones ocasionales, en lugar de consumirlas habitualmente", FUENTE: American Journal of Clinical Nutrition, impreso y online 14 de abril del 2010

Estrés dispararía síntomas de enfermedad intestinal

- Las personas con Enfermedad Intestinal Inflamatoria (EII) piensan que el estrés puede causarles los síntomas y un nuevo estudio les daría la razón.

Un equipo de investigadores en Canadá halló entre 552 pacientes con enfermedad intestinal estudiados durante un año, que el riesgo de sufrir un rebrote de los síntomas crecía cuando los pacientes se sentían especialmente estresados.

La EII es un grupo de trastornos que se caracteriza por la inflamación crónica de los intestinos y síntomas como dolor abdominal y diarrea. Los trastornos más importantes son la enfermedad de Crohn y la colitis ulcerosa.

Se desconoce la causa exacta de esas enfermedades, pero existiría una respuesta excesiva del sistema inmunológico que lesiona el propio tejido intestinal. El estrés no causa la EII, pero es uno de los factores ambientales que podrían activar los síntomas en algunas personas.

Estudios previos habían demostrado que muchas personas con EII sienten que el estrés les agrava los síntomas, pero existen pocas evidencias científicas que lo avalen.

"Esta es una de las primeras pruebas de que la percepción del estrés posee una relación directa con el curso de la enfermedad",

Hay motivos biológicos para creer que la respuesta al estrés puede disparar o agravar los síntomas de la EII.

El sistema nervioso simpático, que se activa con el estrés, actúa en el recubrimiento interno del colon y exacerbaría la inflamación. Existen evidencias de que las hormonas del estrés ayudarían a las bacterias nocivas a instalarse en los intestinos, lo que puede agravar los síntomas.

Si el estrés dispara los síntomas del EII, es posible que aprender a manejarlo mejor ayude a evitar los rebrotes.

El dilema de la leche

El consumo de leche es tan antiguo como las primeras comunidades humanas. La gente la ha bebido por siglos como parte importante de la dieta diaria. Sin embargo, en la actualidad el tema de si la leche es beneficiosa o no es objeto de investigaciones científicas y hasta de campañas publicitarias de algunas organizaciones.

Un hecho es innegable: la leche es un alimento bastante completo, especialmente para los niños y adolescentes. Posee mucho calcio, proteínas y vitaminas B2, B6 y B12, esenciales en los procesos metabólicos y del crecimiento. estudios recientes muestran conexiones positivas entre la salud y el consumo de leche: "Los péptidos bioactivos presentes en ella podrían contribuir a una flora intestinal sana y a una presión arterial baja."

Otros investigadores, por el contrario, alertan sobre la influencia negativa que el consumo de leche puede tener sobre la salud. El doctor estadounidense Alan Goldhammer, fundador del TrueNorth Health Education Center, afirma en su artículo "No body needs milk"

(Ningún cuerpo necesita leche) que consumir leche y sus derivados es una "práctica devastadora". ningún otro componente de la dieta causa más dolor y sufrimiento-incluida la muerte prematura y discapacidades- como los productos lácteos. la leche puede influir en el desarrollo de enfermedades como diabetes, constipación, otitis medía, rinitis, dermatitis, asma, irritación digestiva, artritis, leucemia y obesidad, entre otras.

Sin embargo, un estudio realizado por médicos del Hospital Durand, en Buenos Aires, Argentina, concluyó que el consumo de leche en los niños previene el riesgo de desarrollar diabetes tipo 2 y de sufrir de cardiopatías en edad adulta. La investigación, que incluyó a un grupo de 365 niños y adolescentes, entre 5 y 14 años de edad, arrojó que los que consumían leche con frecuencia tenían menos resistencia a la insulina, comían más frutas y verduras, y eran más activos que los que no la incluían en su dieta diaria.

Con estos pros y contras nos quedamos como al principio: ¿Es o no beneficioso tomar leche? Al parecer, la respuesta difiere según las características fisiológicas de cada persona. Si eres intolerante a la lactosa, por ejemplo, la leche te traería más trastornos que beneficios.

También los médicos naturistas aconsejan sustituir por la leche de soya o leche de almendra, o agua de coco; todos estos contienen proteínas orgánicas más saludables y sin el efecto de las lactosas.

La justa medida vuelve a ser la clave. Los lácteos continúan siendo un eslabón clave en la pirámide alimenticia, pero aunque la leche tenga nutrientes importantes, no se trata de consumir un galón al día, porque también contiene grasas saturadas que pueden elevar el nivel de colesterol en el organismo.

Entrenamiento Equipo-Libre: ¡Ame su cuerpo más bajo! Aplane su vientre, adelgace sus muslos, y ponga firme; Haga ejercicios en casa donde usted necesitara solo música, una pared, una silla, una cubeta con agua y quizás alguna colchoneta donde pueda realizar ejercicios caseros que le permitan mantenerse en forma y saludable eso elevará su autoestima, también a su vez necesitará caminar o trotar si el cuerpo se lo permite y si el tiempo esta lluvioso y no puede salir a caminar o trotar, con música en la casa y algo de zumba o trotar en un solo punto también funcionará. A menos que pueda pagar un gimnasio. Hoy en día puede a través de la internet puede hacer muchos ejercicios orientados a todo el cuerpo.

No omita el desayuno de que fibra en la mañana significa menos hambre a finales de la tarde, cuando es más probable que se sienten cansado y la garganta usted mismo sobre el azúcar. Mi dosis de mañana proviene de avena cortada, generalmente mezclado con linaza, pasas y nueces. Un comienzo temprano en comer también mantiene su metabolismo más activo durante todo el día (potaje de linaza); comedores de desayuno son más delgados que personas que sólo se apresuran a la puerta. Siete horas de sueño de una noche no sólo le ayuda a vivir más, pero también disminuye el estrés, enfoca su memoria y reduce la ansiedad de separación de pantalones de alimentos. Establezca una hora de acostarse y mantenerlo.

Mi objetivo es de 10: 30 p.m. Grabar los programas finales y, a continuación, visualízalas al día siguiente como pedalear en una bicicleta estacionaria. 4. Admirar su trabajo no ser tan gatillo alegre con el bajante. Dar la vuelta y eche un vistazo a tu caca, que habla de volúmenes acerca de su intestino y el estado general de salud. Caca debe ser suave y en forma de S, como vuestro colon. Si sale demasiado grumoso, o se cae en el recipiente como mármoles, usted está constipado. Aumentar la ingesta de fibra y el agua. Esto me sucede cuando viajo, por lo que el cargar fibra antes de un viaje evita irritaciones del colon. Pero no necesita Metamucil — aquí enseño 17 maneras de gran sabor para agregar fibra a tu dieta(drubinlife). 5. No se consienta la espalda mal, que incluso si usted está abusando, quedándose en su cama sólo hará una copia mal o peor. La investigación más reciente muestra que el reposo en cama debilita la musculatura de la espalda y prolonga el sufrimiento. Hombres casados pueden sufrir más que los solteros activos solo debido a todo el hedonismo. pero la mejor solución es levantarse, tomar un analgésico y ser un soldado. 6. El sabor de los alimentos de ricos colores brillante son más agradables. Están también repletos de flavonoides y carotenoides, potentes compuestos que se unen a los radicales libres perjudiciales en su cuerpo, reducir la inflamación. Comer 4 frutas coloridas, 6 vegetales y verduras cada día y usted podrá disfrutar de los beneficios sin tener que renunciar a otros alimentos. me recuerda que estos alimentos son a menudo más potente que los fármacos que se venden en las farmacias y droguerías.

La "mantequilla de cacahuete es una poco más alta en grasa" Solamente es el tipo que es bueno para usted es la grasa mono-insaturado. Los "investigadores han predicho que la dieta del cacahuate podría reducir riesgo de la corazón-enfermedad. Apenas no va la enyesado de nuez en la extensión sabrosa, puesto que es alta en calorías.

MÁS: 11 maneras de cargar arriba la proteína magra

5. Sandía. Hasta la edad de 55años, más hombres sufren de la tensión arterial alta que las mujeres. La investigación sugiere que los alimentos ricos en potasio puedan reducir el riesgo de la tensión arterial y del movimiento alta. La evidencia está convenciendo tanto a las autoridades que las etiquetas recientemente permitidas del alimento de la administración de la droga van a llevar una demanda de salud sobre la conexión entre los alimentos-ricos en potasio y la presión arterial. "No hay un requisito dietético para el potasio, "Solamente una buena meta es cerca de 2000 miligramos o más en un día. La "sandía, una fuente rica de este mineral, tiene más potasio -- magnesio 664mg -- en una rebanada grande que la cantidad que se encontró en un plátano o una taza de jugo de naranja. Córtese otra rebanada y goce del gusto del verano.

Alimentos para las mujeres

1. **Papaya.** Esta fruta tropical es dos veces la vitamina C de una naranja. Agrégalo a tu arsenal contra la enfermedad De la vesícula biliar, que aflige a tantas mujeres como hombres.

Después de analizar la sangre de 13.000 personas, científicos de la universidad de California, San Francisco, han encontrado que las mujeres que tenían niveles inferiores de la vitamina C eran más propensas a enfermedades de la vesícula biliar. Una media papaya (cerca de diez onzas), con 188mg de magnesio Y 150mg de vitamina C son necesarias en la dieta diaria, es una fuente de restauración de la vitamina C. Esta fruta exótica ahora se pueda encontrar en la mayoría de los supermercados.

2. **Linaza.** Los panaderos utilizan esta semilla de nuez-condimentada principalmente para agregar sabor y fibra. Pero los científicos ven la semilla rojiza minúscula, rica en compuestos de fitoestrógenos llamados los lignanos, como arma potencial contra el cáncer de ceno. Un informe menciona en el simposio del cáncer de ceno en San Antonio el año pasado, demostró que agregar la linaza a la dieta de mujeres en crecimiento con eficacia, retardó el tumor de cáncer de ceno. Usted puede condimentar sus molletes con la linaza, pero la manera más fácil de conseguir los beneficiosos de lignanos es asperjar algunas cucharas de la linaza en su cereal de la mañana. Busque las semillas en almacenes del alimento natural o en supermercados en el pasillo de la harina. Son fáciles de moler en una amoladora. Pero consiga las semillas -- no hay lignanos en el aceite. O en un potaje de linaza como enseño en la página 160

3. **Queso de soya.** Los alimentos altos en proteína de soya pueden bajar el colesterol y pueden reducir al mínimo la menopausia y consolidar los huesos. Los isoflavonas, productos químicos de la planta en las soya que tienen una estructura similar al estrógeno, pueden ser la razón. Los estudios animales forman sin embargo el bulto de la evidencia, un estudio humano encontraron que el magnesio 90mg de isoflavonas era beneficioso. Deshuesaron (específicamente la espina dorsal). Y otros dos estudios sugieren que el magnesio 50mg a 76mg de isoflavonas al día pueda ofrecer un mejor mantenimiento al corazón y el sistema nervioso. ½ taza

del queso de soya contiene cerca de 25mg de magnesio a 35mg de isoflavonas.

4. **Carne del búfalo.** Es buena en gran parte para ayudar a la menstruación, algunas mujeres tiende a ser anémica más que los hombres. Y los niveles bajos del hierro en la sangre pueden causar fatiga severa. Para conseguir una buena dosis del hierro, intente el bisonte o el búfalo, esta carne tiene lo que desean las mujeres -- porciones de hierro y menos grasa que la mayoría de los cortes de la carne de vaca. "El contenido del hierro es cerca de 3 miligramos en una porción cruda 3 1/2-ounce, Esa porción contiene menos de 3 gramos de grasa. La carne del búfalo puede ayudar a alzar la energía y a bajar de peso. Y usted no tiene que tener un hogar en la granja para conseguir un poco de bisonte. Usted puede tomarlo en muchos supermercados.

5. **Acelgas**. Este vehículo humilde puede ayudar a la lucha contra el osteoporosis, que aflige a muchas mujeres en la vida. Además de conseguir cantidades adecuadas el calcio y la vitamina D, son algunos estudios sugieren que la vitamina K pueda tener también un efecto protector en los huesos. De acuerdo con datos de uno de los estudios más grandes, el estudio de la salud de las enfermeras, los investigadores descubrieron que las mujeres que comieron mas alimentos ricos en vitamina K (por lo menos 109 microgramos de las vitaminas diarias) eran 30 por ciento menos probables a sufrir una fractura de la cadera durante diez años. de la carta recordativa que las mujeres que comieron menos. Los investigadores precisan que los vehículos frondosos verde oscuro -- Coles de Bruselas, espinaca, brócoli -- están todos las buenas fuentes de la vitamina. Pero las acelgas, con cerca de 375 microgramos por la mitad-taza, están entre el mejor.

Allí usted lo tiene: cinco grandes alimentos para las mujeres y para los hombres que pueden ambos mantenerse sanos también.

Antioxidantes en las verduras;

El cuerpo humano está compuesto
de muchos diferentes tipos de células.
Células a su vez están compuestas de
diferentes tipos de moléculas.

Moléculas están compuestas de uno o
más átomos que mediante complejas
reacciones electroquímicas, dependen de
otras partículas. Con el paso de tiempo
las células del organismo humano
empiezan a envejecer.

Las células se componen de muchos
átomos, cuando estos están sanos, las
células se multiplican y mantienen el
cuerpo sano y fuerte.

La calidad de un átomo sano es poseer
"electrones emparedados

Antioxidante

Antioxidante es un átomo que tiene exceso de electrones así que
se convierte en el donante de electrones para los radicales libres,
deteniendo de esta manera la reacción encadenada de creación de
radicales de oxigeno.

El antioxidante es un término que en general se refiere a amplia
variedad de vitaminas, minerales y enzimas mayormente contenidas
en frutas y verduras.

Numerosos estudios demuestran que las personas que consumen
cantidades de frutas y verduras tienen menos posibilidades de

enfermar de cáncer, enfermedades cardíacas y en general no tienen que hacer ningún tipo de dieta para mantener un peso adecuado

Algunos de los beneficios de los antioxidantes para el organismo.

Previenen la formación de Acné
Rejuvenecen la piel
Aumentan el poder defensivo del sistema inmunológico
Recuperan el organismo de daño causado por el consumo excesivo de alcohol.
Disminuyen reacciones alérgicas
Protegen contra ataques cardíacos
Mantienen arterias libres de colesterol
Alivian artritis y dolor muscular
Previenen inflamaciones intestinales
Previene desarrollo de Cáncer
Previenen caída de pelo
Previenen problemas circulatorios
Previenen resfriados y gripe
Reducen cansancio
Ayudan en cicatrización de las heridas
Mejoran la memoria
Alivian síntomas de reumatismo
Dan energía el cuerpo
Disminuyen niveles de estrés

El poder de los antioxidantes esta medido por su capacidad de absorción de radicales de oxigeno. En un informe realizado por (USDA "El departamento de Agricultura de Estados Unidos")

Los vegetales con mayor capacidad de reducción de radicales libres son:

(Microgramos por   100.g):

Ajo. (Allium sativum):   .2000

Col rizada. (Brassica oleracea.var . . . acephala):	.1770
Espinacas. (Spinacia oleracea):	.1260
Alfalfa. (Medicago sativa).sprouts:	.930
Brócoli. (Brassica oleracea.var . . . italica):	.890
Remolacha. (Beta vulgaris):	.840
Cebolla. (Allium cepa):	.450
Maíz. (Zea mays):	.400
Berenjena. (Solanum melongena):	.390
Guisante. (Pisum sativum):	.390
Repollo.(Brassica oleracea.var . . . capitata):	.300
Patatas. (Solana tuberosum):	.300
Lechuga. (Lactuca sativa):	.250
Zanahoria. (Daucus carota):	.200
Frijoles verdes. (Phaseolus vulgaris):	.200
Tomates. (Lycopersicon esculentum):	.200
Apio. (Apium graveolens):	.100
Pepino. (Cucumis sativus):	.100

Radicales Libres

Un radical libre es un átomo que posee al menos un electrón desparejado, es decir que le falta uno o más electrones. Radicales se producen cuando el oxigeno es utilizado para producir energía. Los radicales libres son creados de forma natural mediante varios procesos Bioquímico s y participan en varias funciones en el cuerpo como metabolismo, el organismo es capaz de controlar el número de radicales.

El problema aparece cuando exceso de radicales está presente en el organismo durante un tiempo prolongado. A veces y en algunas circunstancias se podría desencadenar una reacción encadenada de producción de radicales libres, en un segundo un radical libre podría empezar la reacción en cadena y causar la producción de un millón o más radicales libres. Radicales libres alteran o destruyen las células. Las células que mueren y se replican en un estado defectuoso son la causa de envejecimiento prematuro, todo tipo de enfermedades.

Algunas de las condiciones que favorecen creación de radicales libres:

Esfuerzo físico
Aditivos alimenticios
Pesticidas
Contaminación
Estrés
Radiación solar UV
Tabaco
Mala dieta
Medicación
Cloro en el agua
Viajar en el avión
Empastes

Canela y miel; son las únicas substancias alimenticias en el planeta que no se echan a perder ni se pudren. Aunque su contenido se puede convertir en azucares, de todas formas la miel siempre es miel.

Si la miel se deja por largos periodos de tiempo en un lugar oscuro se cristalizara. Cuando esto pase abra la tapa y con el calor de agua hervida, déjela derretirse. La miel estará tan buena como cuando nueva. Nunca hierva la miel ni la ponga en el microondas, de esta manera se matan sus enzimas. La canela y la miel pueden curar muchas enfermedades. (y esto no les gustara a las compañías de medicamentos),

La miel es producida por la mayoría de los países del mundo. La ciencia acepta a la miel como un medio muy efectivo para tratar enfermedades.

La miel puede ser utilizada sin dar efectos secundarios y tomada en la dosis correcta, aunque sea dulce, no afecta tanto a los diabéticos, como los endulzantes artificiales que si dejan efectos secundarios.

Una lista de enfermedades que pueden ser curadas con miel y canela:

- Enfermedades del Corazón

Haga una pasta de miel y canela, aplique todas las mañanas en pan, en vez de mermelada y cómala regularmente como parte del desayuno. Esto reducirá el colesterol en las arterias y prevendrá en el paciente ataques al corazón. Además, aquellos que ya hayan pasado por un ataque al corazón, si siguen este proceso, estarán protegidos de sufrir un siguiente ataque al corazón. El uso regular de estas substancias ayuda a retener el aliento sano y a fortalecer el músculo y el movimiento rítmico del corazón. En Estados Unidos y Canadá, varios asilos de ancianos han curado pacientes con mucho éxito pacientes que cuyas venas han perdido flexibilidad y se han tapado. La miel y la canela las revitalizan.

- Artritis

Pacientes con artritis pueden tomar diariamente por las mañanas y las noches una taza de agua caliente con dos cucharadas de miel y una cucharada pequeña de canela en polvo. Si se toma regularmente incluso la artritis crónica puede ser curada. Recientes investigaciones por la Universidad de Copenhague demostraron que aquellos doctores que trataron a sus pacientes con una mezcla de una cucharada de miel y media cucharadita de canela antes del desayuno, corroboraron que en una semana, de 200 pacientes, 73 ya no sentían dolores artríticos y al mes, casi todos los pacientes que no podían caminar o moverse por los dolores, se movían sin sentir dolores.

- Digestión

La canela esparcida en dos cucharadas de miel tomadas antes de las comidas pueden reducir la acidez y digerir hasta los alimentos más pesados.

- Catarros y Resfríes

Un científico en España ha comprobado que la miel contiene un ingrediente natural que mata los gérmenes de la influenza y que protege a los pacientes del catarro.

- Longevidad

El té hecho con miel y canela, tomado regularmente disminuye los daños causados por la edad avanzada en los tejidos. Tome cuatro cucharadas de miel, una de canela en polvo y tres tazas de agua hirviendo para hacer un té. Tome un cuarto de taza, tres a cuatro veces al día. Mantiene a la piel fresca y disminuye los daños causados por el envejecimiento de tejidos y radicales libres, alargando el periodo de vitalidad regularmente a más de 100 años.

- Infecciones de la Vejiga

Tome dos cucharaditas de canela en polvo y una cucharada sopera de miel en un vaso de agua tibia y bébalo normalmente. Destruirá los gérmenes en la vejiga

- Colesterol

Dos cucharadas miel y tres cucharaditas de canela en polvo mezcladas con 16 onzas de té administrados a un paciente con altos niveles de colesterol, redujeron sus niveles en la sangre un 10 por ciento en las primeras dos horas del tratamiento. Como mencionado anteriormente para pacientes artríticos, si tomado tres veces al día, cualquier enfermedad de colesterol crónica es curada. De acuerdo a la información en esta revista, la miel pura tomada como alimento a diario ayuda a reducir el colesterol.

- Resfriados

Aquellos que sufren de severo resfrió pueden tomar una cucharada de miel tibia con 1/4 de cucharadita de canela por espacio de tres días. Este proceso cura cualquier resfrío y aclara la sinusitis.

- Estómago

Miel tomada con canela también ayuda a curar el estomago, aclara y hasta cura ulceras completamente.

- Gas

Estudios hechos en India y Japón revelan que la miel y la canela reducen el gas en el sistema digestivo.

- Sistema Inmunológico

El uso diario de miel y canela en polvo fortifica al sistema inmunológico y protege al cuerpo de bacterias y virus. Científicos han encontrado en la miel varias vitaminas e hierro en grandes cantidades. El uso constante de la miel fortifica las células blancas de la sangre y protege de enfermedades.

- Espinillas

Tres cucharadas de miel y una de canela en polvo, haciendo una pasta, se puede aplicar a espinillas antes de dormir, lavándose al siguiente día con agua tibia. Si se realiza por dos semanas, desaparecerán las espinillas desde la raíz.

- Infecciones de la Piel

La aplicación de miel y canela en partes iguales en las partes afectadas curan el eczema y todo tipo de infecciones de la piel.

- Pérdida de Peso

En las mañanas, medía hora antes del desayuno y antes de ir a dormir, beber una taza de agua previamente hervida con miel y canela. Si se bebe regularmente, reduce el peso de hasta la persona más obesa. También, el beber la mezcla regularmente no permite a las grasas acumularse en el cuerpo aún si la persona lleva una dieta alta en calorías.

- Cáncer

Recientes estudios en Japón y Australia han demostrado que canceres avanzados de estomago y huesos han sido totalmente curados. Pacientes sufriendo de estos canceres deberán tomar diariamente una cuchara de miel y una de canela por espacio de un mes tres veces al día.

- Fatiga

Estudios han comprobado que el contenido de azúcar en la miel ayuda y no debilita la cantidad de fuerza en el cuerpo. Personas de la tercera edad que toman miel y canela en partes iguales, están más alertas y son más flexibles. Un vaso con una cucharada de miel y espolvoreado de canela todos los días al levantarse y a las tres de la tarde, cuando la vitalidad del cuerpo empieza a disminuir, incrementa la vitalidad del cuerpo en el espacio de solo una semana.

- Halitosis, (Mal Aliento)

Personas en Suramérica suelen hacer gárgaras con una cucharada de miel y canela en agua caliente, conservando el aliento fresco por todo el día.

- Pérdida del Sentido del Oído

A diario, miel con canela en partes iguales ayuda a reparar tejido dañado de los oídos. Que no recuerda en su niñez haber comido pan tostado con mantequilla y canela.

Si usted desea compartir esta información con amigos, seres queridos y compañeros hágalo. Todos necesitamos ayuda y buena salud. Lo que hagan de esta información ya es responsabilidad de cada quien recomiéndalo como un libro de consulta diaria familiar.

20 trucos para amigarse con la balanza durante el embarazo

Uno de los temores más comunes de las embarazadas es el de engordar mucho durante la gestación y, peor aún, quedarse con los kilos extra después del parto. Para evitar el trastorno, y para las mujeres que no quieren que su peso se salga de control durante los nueve meses de embarazo,

Ante todo, es crucial olvidarse de la idea de que hay que empezar a comer por dos, como dice la creencia popular sobre las embarazadas. Aumentar de nueve a 12 kilos es normal, pero por encima de ese nivel puede ser perjudicial para la madre y el bebé.

Tampoco hay que abandonar el ejercicio: basta adaptar las rutinas a su nueva condición, según el ortopedista Cury. Según el médico las embarazadas pueden incluso levantar pesas, siempre que se trate de cargas livianas y bien controladas por un especialista. Lo ideal, sin embargo, son los ejercicios livianos, para no perder el tono muscular; y mucho estiramiento para mantener el equilibrio, ya que éste será afectado con el nuevo peso de la panza, lo cual hace presión sobre la columna.

A continuación, 20 sugerencias que los especialistas recomiendan a las futuras mamás para que pasen los nueve meses de gestación saludables y en buena forma.

1. **Prefiera pequeñas comidas**, cada tres horas, antes que grandes almuerzos y cenas;
2. **Para evitar el mareo matutino,** deje algunos alimentos secos (galletitas saladas o de agua, por ejemplo) al lado de la cabecera de la cama. Comas e una incluso antes de incorporarse;

3. **Los cereales integrales** son excelentes fuentes de vitaminas del complejo B, esenciales para minimizar la incomodidad del mareo;

4. **Consuma calcio** (leche y derivados), ya que es un mineral que garantiza la salud ósea de la mamá;

5. **No se olvide del hierro** (carnes magras y legumbres) para prevenir la anemia;

6. **Incluya en su dieta** alimentos ricos en ácido fólico, que están en las hojas oscuras, y garantizan la formación de médula del bebé;

7. **Coma una porción** de filete de pescado, pollo o carne magra todos los días. Además de la sensación de saciedad, tales alimentos generan proteínas suficientes para el bebé y ayudan a la elasticidad de la piel, evitando las estrías;

8. **Para evitar la sensación** de estar hinchada, muy común en el último trimestre, es importante ingerir mucho líquido y evitar el consumo excesivo de sal;

9. **Su plato deberá ser** bien colorido, lo que indica una amplia variedad de nutrientes;

10. **Haga sus comidas** con calma, sin prisa de tragar los alimentos. Eso facilitará su digestión y evitará que coma más de lo que realmente le pida el apetito;

11. **Cuidado con los alimentos** dietéticos y el exceso de edulcorantes; éstos contienen sustancias químicas cuyos efectos sobre su cuerpo deben ser consultados con su médico;

12. **Evite los alimentos muy grasosos**, como la crema de leche y algunos tipos de carnes rojas, fiambres o embutidos;

13. **Corte con las frituras** y los empanizados durante los nueves meses de gestación; se trata de alimentos que sólo la engordarán, porque su contenido nutricional no es aprovechable ni por usted ni por el bebé:

14. **A la hora de ejercitarse,** pruebe con la hidrogimnasia, que es excelente para mantener en acción toda la musculatura de su cuerpo sin causar ningún tipo de impacto que pueda comprometer al bebé;

15. **Estírese;** eso ayuda a mantener el equilibrio de su cuerpo y evita sobrecargas en la columna;

16. **Levante pesas,** pero evite las cargas de alto impacto. En el embarazo lo importante es tonificar los músculos, y eso se logra con series livianas, poco peso y la orientación permanente de un instructor;

17. **No abuse** de los dulces y "antojos";

18. **Huya de las bebidas alcohólicas;**

19. **No tome medicinas para adelgazar** como moderadores del apetito o aceleradores del metabolismo, que pueden causar daños a su bebé;

20. **Si se siente muy pesada,** no haga dieta por su cuenta, sino bajo la orientación de un nutricionista.

Tu Vida 10 maneras de combatir la grasa con fruta (1 of 8)

Cuando eras joven, seguramente tu mamá te pedía que comieras fruta. Aunque ella seguramente estaba más interesada en mantenerte sana -la fruta tiene cero colesterol, sirve como una buena fuente de fibra sana para el corazón y contiene fitoquímicos que reducen la presión arterial y el riesgo de cáncer y diabetes tipo 2- incrementar tu consumo de fruta también puede ayudarte a perder peso. Agrega fresas y toronja a tu dieta y observa la balanza inclinarse pulgadas a la izquierda.

Tu Vida 10 maneras de combatir la grasa con fruta (2 of 8)

Comer para bajar de peso

Investigaciones demuestran que escuchar mensajes positivos para perder peso o hacer dietas que promueven comer más de cierto alimento proporciona mejores resultados que escuchar mensajes negativos o hacer dietas que promueven comer menos cantidad de alimentos específicos. Un estudio reciente dividió en dos grupos a padres e hijos. Al primer grupo se le dio el mensaje positivo de comer más fruta, mientras que el segundo grupo recibió el mensaje negativo de comer menos grasa y azúcar. El grupo que siguió el mensaje positivo perdió tres veces más peso durante el año que duró el estudio.

Tu Vida 10 maneras de combatir la grasa con fruta (3 of 8)

Cómo elegir los alimentos

Todos desean un plan para perder peso que los deje comer tanto como deseen y que al mismo tiempo satisfaga su hambre y reduzca la ingesta de calorías. El truco es elegir alimentos con una densidad energética más baja, o pocas calorías por peso de gramo del alimento. A mayor cantidad de agua y fibra en un alimento, menor será la densidad energética que proporciona. Eso te ayudará a permanecer llena y, a la misma vez, reducirá el consumo de calorías y hará que bajes de peso.

Tu Vida 10 maneras de combatir la grasa con fruta(4 of 8)

Fruta . . . ¡Pero no cualquier fruta!

Una de las mejores maneras de abastecerte con alimentos de poca densidad energética es comer más fruta. Pero no cualquier fruta. La fruta enlatada con almíbar espeso tiene dos veces la densidad energética de la fruta enlatada con almíbar light. Los frutos secos tienen cuatro veces la densidad energética de la fruta fresca, porque casi toda el agua se ha retirado. La mejor opción para obtener la menor cantidad de calorías y obtener la sensación de llenura y de satisfacción es la fruta fresca y entera. Las principales frutas para perder peso incluyen a la toronja, los melones (sandía y ligamaza), (fresas, frambuesas y arándanos), la papaya y el melocotón.

Tu Vida 10 maneras de combatir la grasa con fruta(5 of 8)

10 trucos fáciles para elevar tu consumo de fruta

Según mypyramid.gov, las mujeres deben comer por lo menos dos tazas de fruta por día y si son físicamente activas deben consumir aún más. A continuación te ofrecemos algunas sugerencias para ayudarte a incrementar tu ingesta de frutas a niveles más sanos . . . y puedes ser que bajes algunas libras en el proceso.

1) **En un restaurante.**
Por supuesto que te gustaría ordenar un cheesecake para el postre, sin embargo, considera la siguiente opción. Muchos restaurantes sirven platos con fruta acompañados de una sabrosa indulgencia, una galleta de azúcar, una cucharada de sorbete o una selección de quesos.

2) **Manzanas a toda hora.**
Come abundantes rebanadas de manzana durante todo el día. De esa forma, la tentación de comprar un dulce en la maquinita será menor.

3) **¿Tus antojos de helado muy tarde en las noches arruinan tu dieta?**
En lugar de helado, come uvas congeladas. Son dulces, crujientes y frías - y harán que te olvides del helado en tu congelador.

4) **Fruta por frito.** Mucho más que dos letras de diferencia.
Cuando comas en las cadenas de comida rápida, pide una taza de fruta en vez de comida frita.

5) **Sorprende con frutas.**
Las donas y los panecillos pueden ser tu desayuno habitual de camino al trabajo. Pero haz la prueba y sorprende a tus colegas con un postre de bayas congeladas, yogur y granola baja en grasa.

6) **Como acompañante.**
Si comes generalmente papas fritas con tu sándwich de almuerzo, intenta sustituirlas por una toronja. Pela y corta la toronja por la mañana antes de ir a trabajar y ponla en una bolsa plástica con cierre.

7) **Con cereales.**
Dale vida a tu desayuno con un puñado de bayas en tu cereal frío o agregando rebanadas de melocotones a tu avena.

8) **Un plato sabroso y rápido para la cena**
Prueba el siguiente postre con fruta. Rebana fresas y mézclalas con frambuesas y arándanos. Cúbrelas con almíbar. Para hacer el almíbar hierve a fuego lento ½ taza de agua con 2 cucharadas de azúcar morena oscura hasta que se reduzca a 1/4 taza. Deja que se enfríe y viértelo sobre la fruta para un postre fuera de este mundo.

9) **Frutas para aperitivo.**
Las tapas o picaditas pueden arruinar tu dieta porque tienen muchas calorías y grasa. Sorprende a tus amigos con un aperitivo delicioso, colorido y con pocas calorías: kebab de fruta. Corta diferentes frutas y ensártalas en un palillo de bambú. Algunas de las frutas que puedes usar son uvas rojas y verdes, pedazos de piña, fresas, plátanos en rodajas, cubos de peras . . . ¡el cielo es el límite! Si las preparas con anticipación, humedece la fruta con jugo de limón para evitar que los plátanos y las peras se pongan marrones o se oxiden.

10) **Frutas siempre al alcance de la mano.**
Ten un frutero con fruta fresca en el mostrador de tu cocina. Será más probable que comas una manzana, una mandarina o un melocotón si están a la vista.

Te decimos cómo satisfacer las necesidades nutricionales de tu hijo Adolescentes

Organizar la dieta de un adolecente . . . ¿Misión imposible?

Los adolescentes tienen necesidades alimenticias importantes . . . ¿Qué es lo que debe hacer un padre?

Una característica distintiva durante la adolescencia es crecer con autonomía e independencia de la familia y de los padres, y los adolescentes están más inclinados a comer fuera del hogar que antes. Pero los adolescentes tienen necesidades alimenticias importantes. Así que, ¿qué es lo que debe hacer un padre?

Los hechos:

1. **Aumento de la independencia**
   Las adolescentes comen a menudo con los amigos en vez de con la familia. Tienen más control sobre sus opciones alimenticias, practican a menudo las dietas de moda, adoptan nuevas tendencias y consumen diversos tipos de alimentos.

2. **Lo que les interesa**
   La mayoría de adolescentes están más preocupados en alcanzar proezas atléticas y en su imagen corporal, que en proteger su salud a largo plazo. Ellos tienden a limitar el consumo de calorías y grasas para perder peso y le restan importancia a mantener un sistema cardiovascular saludable.

   Los atletas adolescentes también son susceptibles al uso de suplementos ergogénicos que, con frecuencia, no están probados y pueden tener serios efectos secundarios.

3. **Las necesidades nutricionales**
   Los nutrientes de importancia vital durante la adolescencia son el hierro, el calcio y la ingesta total de calorías. Los estudios sobre la alimentación de los adolescentes muestran que sus dietas carecen muy a menudo de cantidades suficientes de hierro y calcio para fortalecer su crecimiento y su salud. Si los adolescentes limitan el consumo de calorías para controlar su peso corporal, su crecimiento puede verse realmente afectado negativamente.

Qué hacer al respecto?

La mayor parte de los cimientos de la dieta de tu hijo adolescente recae en las comidas y los snacks que les proporcionaste en su vida temprana. Sin embargo, hay algunas cosas importantes que puedes hacer para continuar influyendo positivamente en su dieta:

- Proporciónale comidas estructuradas y procura que tu hijo coma con la familia al menos una vez por día. Esto les proveerá a ambos la oportunidad de incluir alimentos saludables en su dieta y conversar sobre su día y sus experiencias.
- Cerciórate de que tu casa tenga un buen stock de snacks saludables. Mantén la fruta, los panes, los bagels, jugos, palitos de queso y yogurt, al alcance y fácilmente disponibles.
- Habla con tus hijos adolescentes sobre sus opciones a la hora del almuerzo. Anímalos a tomar jugo de naranja natural en vez de sodas, y a considerar agregar fruta o verduras en sus almuerzos. Averigua qué comidas y snacks están disponibles en su escuela.
- Evita criticar las decisiones alimenticias de tu hijo adolescente. Cuando la comida se convierte en un tema de discusión, los estudios demuestran que los adolescentes evitan más comidas e incluso optan por peores alimentos. A pesar de los temores de los padres, la mayoría de adolescentes de alguna manera superan estos años difíciles. A menos que notes que tu hijo esté perdiendo más peso de lo saludable, o parezca que está confiando en suplementos en vez de alimentos enteros, mantente al margen y déjalos experimentar.

Salud - Consejos muy importantes

Contesta el teléfono por el oído **IZQUIERDO**
No tomes café.
No tomes pastillas con **agua FRÍA**

No consumas alimentos **PESADOS** después de las 5 de la tarde. Reduce la cantidad de **ACEITE** en los alimentos que consumes. Toma más **AGUA** en la mañana, menos en la noche. Conserva tu distancia de los **RECARGADORES** de teléfonos inalámbricos, de casa o celular. No uses teléfonos inalámbricos ó audífonos por un periodo de tiempo **LARGO**. La mejor hora para dormir es de las 10 pm de la noche a las 6 am de la mañana. No te acuestes inmedíatamente después de tomar un medicamento antes de dormir. Cuando la batería esta baja en la **ÚLTIMA** barra, no contestes el teléfono, ya que la radiación es 1000 veces más.

Aquí van algunos consejos para mantener una salud física y mental.

Prevención es mejor que el remedio.

JUGOS SALUDABLES

zanahoria + jengibre + manzana - **Aumenta y limpia nuestro sistema.**

Manzana + pepino + apio - Previene el cáncer, reduce el colesterol y elimina problemas Estomacales y dolores de cabeza.

Tomate + zanahoria + manzana - **Mejora el aspecto de la piel y elimina la mala respiración.**

Calabaza amarga + manzana + leche - **Evita la mala respiración y reduce el calor interno del cuerpo.**

Piña + manzana + sandía - Para disipar el exceso de sal, nutre el **riñón y la vejiga.**

Naranja + jengibre + Calabaza - **Mejora la textura y humedad de la piel y reduce el calor del Cuerpo.**

Manzana + Calabaza + Kiwi - Mejora la flexibilidad de la piel.

Pera + plátano - Regula el contenido de azúcar.

Zanahoria + manzana + Pera + Mango - **Regula el calor del cuerpo, contrarresta la toxicidad**, disminuye la presión de la sangre y pelea contra la oxidación.

Melón + uva + sandía + leche - Rica en vitamina C y Vitamina B2 que **aumenta la Actividad celular** y refuerza la inmunidad del cuerpo.

Papaya + Piña + leche - Rica en vitamina C, E, hierro. Mejora la **flexibilidad de la piel** y el metabolismo. plátano + Piña + leche - Rica en vitamina y nutrientes **que previenen los resfriados.**

Bastante interesante! AUTO MÁSAJE SHIATSU

Sólo, mira esto . . . .
Los órganos de tu cuerpo tiene puntos sensoriales en la planta de tu pié. Si masajeas estos puntos encontrarás alivio de dolores y molestias. Tal como se puede ver, el corazón está en el pié izquierdo.

Normalmente se muestran como puntos y flechas para mostrar cuál órgano es el que se conecta ahí.

De hecho es correcto, ya que los nervios conectados a estos órganos terminan aquí.

Esto está experimentado con gran detalle por estudios de acupresión y en libros de texto.

Dios creó nuestro cuerpo tan bien que incluso pensó en esto. Él nos hizo caminar a fin de que vayamos presionando siempre estos puntos de presión y por tanto, de mantenimiento de estos órganos, activándolos en todo momento.

Continúa caminando . . . .

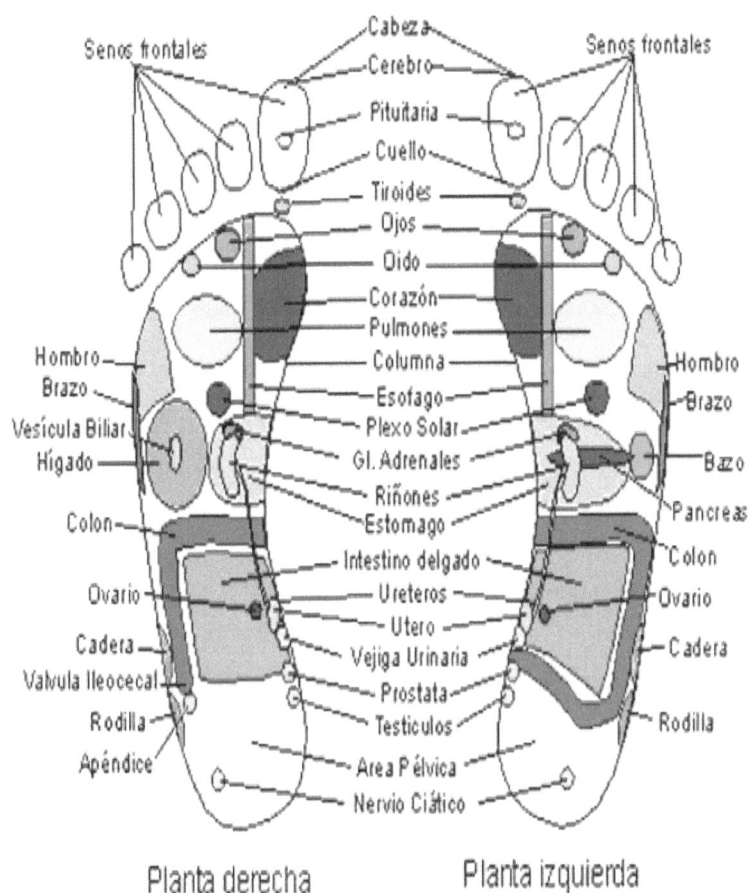

Senos frontales   Cabeza   Senos frontales
Cerebro
Pituitaria
Cuello
Tiroides
Ojos
Oído
Corazón
Pulmones
Hombro   Columna   Hombro
Brazo   Esofago   Brazo
Vesícula Biliar   Plexo Solar
Hígado   Gl. Adrenales   Bazo
Riñones   Pancreas
Colon   Estomago
Intestino delgado   Colon
Ovario   Ureteros   Ovario
Utero
Cadera   Vejiga Urinaria   Cadera
Valvula Ileocecal   Prostata
Rodilla   Testiculos   Rodilla
Apéndice   Area Pélvica
Nervio Ciático

Planta derecha   Planta izquierda

Sabias que Tu tipo de sangre revela tu Personalidad?

Tipo de sangre y factor Rh	Cuánta gente lo tiene?
O +	40 %
O -	7 %
A +	34 %
A -	6 %
B +	8 %
B -	1 %
AB +	3 %
AB -	1 %

Tu tipo de sangre revela tu Personalidad?

De acuerdo a un instituto japonés de investigación que hace sobre los tipos de sangre, hay ciertos rasgos de personalidad que parecen coincidir con determinados tipos de sangre. ¿Cómo lo valoras tú?

TIPO O	¿Quieres ser un líder, y cuando ves algo que quieres, te esfuerzas hasta lograr tu objetivo?. Tienes una tendencia a ser mejor, leal, apasionado, y confianza en tí mismo. Tus puntos débiles son la vanidad y celos y una tendencia a ser demasiado competitivo.
TIPO A	Te gusta la armonía, la paz y la organización. Trabajas bien con los demás, eres sensible, paciente y afectuoso. Entre los puntos débiles son tu obstinación e incapacidad para relajarse.

TIPO B	Eres un accidentado individualista, con la vista hacia adelante y te gusta hacer las cosas a tu manera. Creativo y flexible, que te adaptas fácilmente a cualquier situación. Sin embargo, tu insistencia en mantenerte independiente puede a veces ir demasiado lejos y convertirse en una debilidad.
TIPO AB	Frío y controlado, estás por lo general bien y siempre determinas a la gente con facilidad. Eres un artista natural por tu tacto y ser justo. Pero eres enfrentado, contundente, y tienes dificultades para la toma de decisiones.

Tu puedes recibir sangre de:								
Si tu tipo de sangre es:	O-	O+	B-	B+	A-	A+	AB-	AB+
AB+	Si	Si	Si	Si	Si	Si	Si	Si
AB-	Si		Si		Si	Si		
A+	Si	Si			Si	Si		
A-	Si				Si			
B+	Si	Si	Si	Si				
B-	Si		Si					
O+	Si	Si						
O-	Si							

CONOZCA ACERCA DE LOS BENEFICIOS DE CONSUMIR
FRUTAS Y VERDURAS

Fruta	Beneficio	Beneficio	Beneficio	Beneficio	Beneficio
manzana	Protege tu corazon	previene la constipacion	detiene la diarrea	mejora la capacidad pulmonar	mejora las articulaciones
albaricoques	Combate el cancer	Controla la presion de la sangre	Salva tu vista	Escudo contra la enfermedad de Alzheimer	Retrasa el proceso de envejecimiento
alcachofas	Ayuda a la digestión	Reduce el colesterol	Protege tu corazon	Estabiliza el azucar en la sangre	Protege contra la enfermedad hepática
aguacates	Combate la diabetes	Reduce el colesterol	ayuda a detener accidentes cerebro vasculares	Controla la presion de la sangre	Alisa la piel
plátanos	Protege tu corazon	Tranquiliza la tos	Fortalece los huesos	Controla la presion de la sangre	detiene la diarrea
frijoles	Previene la constipacion	Ayuda contra las hemorroides	Reduce el colesterol	Combate el cancer	Estabiliza el azucar en la sangre
remolachas	Controla la presion en la sangre	Combate el cancer	Fortalece los huesos	Protege tu corazon	Ayuda a la disminución de peso
arándanos	Combate el cancer	Protege tu corazon	Estabiliza el azucar en la sangre	Impulsa la memoria	Previene la constipacion

brócoli	Fortalece los huesos	Salva tu vista	Combate el cancer	Protege tu corazon	Controla la presion en la sangre
col	Combate el cancer	Previene la constipacion	Promueve la pérdida de peso	Protege tu corazon	Ayuda contra las hemorroides
melón	Salva tu vista	Controla la presion en la sangre	Reduce el colesterol	Combate el cancer	Apoya al sistema inmunológico

BEBER AGUA EN AYUNAS

Es popular en el Japón de hoy, beber agua inmediatamente después de despertarse cada mañana. Además, pruebas científicas han demostrado su valor. Publicamos a continuación una descripción del uso del agua para nuestros lectores. Para las antiguas y graves enfermedades, así como las enfermedades modernas, con tratamiento de agua se ha encontrado con éxito por una sociedad médica japonesa como una cura 100% para las siguientes enfermedades:

Dolor de cabeza, dolor corporal, del sistema del corazón, rápido latido cardíaco, artritis, epilepsia, exceso de gordura, bronquitis, asma, tuberculosis, meningitis, el riñón y las enfermedades de la orina, vómitos, gastritis, diarrea, diabetes, estreñimiento, todas las enfermedades de los ojos, útero, el cáncer y los trastornos menstruales, enfermedades del oído, nariz y la garganta.

METODO DE TRATAMIENTO

1. Cuando usted se despierte por la mañana antes de cepillarse los dientes, beba 160ml x 4 vasos, de agua . . . . interesante
2. Cepille y limpie la boca, pero no coma ni beba nada durante 45 minutos.
3. **Después de 45** minutos usted puede comer y beber con normalidad.
4. **Después de 15** minutos del desayuno, almuerzo y cena, no coma ni beba nada durante 2 horas.

5. Aquellas personas que están muy mayores o enfermos y no pueden beber 4 vasos de agua al principio pueden comenzar por tomar poca agua y gradualmente aumentar hasta llegar a 4 vasos por día.

6. El anterior método de tratamiento curará las enfermedades de los enfermos y los demás pueden disfrutar de una vida sana.

La siguiente lista indica el número de días de tratamiento que se requiere para curar, controlar y reducir las principales enfermedades:

1. Gástrica - 10 días
2. Estreñimiento - 10 días
3. Diabetes - 30 días
4. Presión arterial alta - 30 días
5. TB - 90 días
6. Cáncer - 180 días
7. Pacientes con artritis deben seguir el tratamiento sólo 3 días en la 1ª semana, y a diario de la 2ª semana en adelante.

Este método de tratamiento no tiene efectos secundarios, sin embargo al comienzo del tratamiento puede que tenga que orinar varias veces.

Es mejor si continuamos esto, y hacer este tratamiento como un trabajo de rutina en nuestra vida.

Beber agua y mantenerse sano y activo.

Esto tiene sentido. Los chinos y japoneses beben té caliente con sus comidas. No agua fría. Tal vez es hora de que adoptemos su hábito de beber mientras comemos. Nada que perder, todo que ganar . . .

Para aquellos a quienes les gusta beber agua fría, este artículo es aplicable a usted.

Es común tener una bebida fría después de una comida.

Sin embargo, el agua fría solidifica lo aceitoso que acabas de ingerir.

Esto hace más lenta la digestión y endurece mas la grasa en tu cuerpo.

Una vez que este "lodo" reacciona con el ácido, se descompondrá y será absorbido por el intestino más rápido que los alimentos sólidos.

Se alineará con el intestino. Muy pronto, éste se convertirá en grasas y puede conducir a cáncer. Es mejor beber sopa caliente o agua tibia después de una comida.

Una nota acerca de graves ataques al corazón: Las mujeres deben saber que no todos los síntomas de ataque al corazón van a ser hacia el brazo izquierdo:

Puede que nunca tengas el primer dolor en el pecho durante el curso de un ataque al corazón.

Las náuseas y sudoración intensa son también síntomas comunes.

El 60% de las personas que tienen un ataque cardíaco mientras están dormidos no despiertan.

Ten en cuenta de un intenso dolor en la línea de la mandíbula.

El dolor en la quijada puede despertarte de un buen sueño. Vamos a tener cuidado y ser conscientes. Cuanto más sabemos, la mejor es la oportunidad para que podamos sobrevivir . . .

Siete Cosas que no deben hacerse después de una comida

¡No fume después de una comida! Experimentos de expertos prueban que fumar un cigarrillo después de comer es comparable a fumar DIEZ cigarrillos (las posibilidades de cáncer son más altas).

No coma frutas inmediatamente después de las comidas. Le hinchará el estomago. Por consiguiente, coma sus frutas una media hora antes o dos horas después de la comida.

No apriete su cinturón después de comer. Apretar el cinturón después de una comida puede causar problemas intestinales.

No se bañe después de comer. Bañarse producirá el incremento de flujo sanguíneo a las manos, piernas y cuerpo causando que la cantidad *de sangre alrededor del estomago disminuya. Esto debilitará el sistema digestivo en nuestro estomago*

No camine después de comer *aún cuando haya escuchado decir a la gente que caminar unos cien pasos después de una comida hará que viva hasta los 99. Caminar inmediatamente después de una comida dificultara al sistema digestivo absorber lo nutritivo de la comida que comemos. Espere al menos una hora después de una comida y después camine si quiere hacerlo.*

No duerma inmediatamente *después de comer. Los alimentos no podrán ser digeridos correctamente y esto causará, por lo tanto, problemas gastro-intestinales.*

No haga el amor inmediatamente después de una comida *porque puede ser sumamente peligroso. Esto es motivo de mucha discusión, pues los expertos no se ponen de acuerdo. Si está confirmado, que puede interrumpir la digestión y tener un ataque al corazón, en especial para los pacientes con problemas coronarios.*

No lea después de comer *esto puede forzar más el organismo.*

No trabaje en la computadora o no lea el periódico o tener disgusto mientras come, o manejar trabajar mientras come en su hora de desayuno o del almuerzo . . . aunque todas estas cosas no estén comprobadas por médicos, con el tiempo te afectan tu metabolismo . . . disfruta de uno de los placer más importantes de la vida . . . que es el comer . . . el comer con los pies dentro de la mesa o sentado en un picnic disfrutando de la naturaleza o disfrutando de la compañía familiar o de su pareja es lo más sagrado que tenemos que tener y cuidar . . .

En las grandes ciudades de mucho ajetreo y stress la mayoría de trabajos solo dan 30 minutos para comer donde muchos tienen que acudir a lugares de comida rápidas y salir corriendo al trabajo y algunos tienen que comer mientras manejan . . . y volver a su turno de trabajo . . . todo esto aunque nunca se haya hecho una estadística real podemos ver que los resultados son muy obvios . . . hoy en día tenemos más problemas de obesidad, problemas de colon, más diabéticos y más muertes por el corazón.

Conclusión . . . necesitamos más pruebas?

En otros países latino americanos y Europeos las horas del mediodía para el empleado son de dos horas eso permite algunos que viven cerca comer en casa o tomar el tiempo necesario para comer y realizar una digestión normal . . .

(1) En D&C ;89 correrán sin fatigarse y andarán sin desmayar (Doctrinas y convenios LDS TRIPLE) existe una promesa sobre la palabra de sabiduría y la salud . . . es uno de los pocos principios con promesa . . . si, se dice que correrán sin fatigarse y andarán sin desmallar, y cuántos de nosotros andamos que subimos tres escalones y ya estamos cansados, caminamos una cuadra y ya parece que nos desmayamos . . . aunque suene exagerado existe fatiga en nuestro cuerpo que no es normal y le damos excusa a la edad; es que ya nos estamos poniéndonos viejos, sin querer reconocer que hemos abusado de nuestro templo . . . decimos que no tomamos café no fumamos y ya con eso estamos cumpliendo con la palabra de sabiduría . . . pero aún no se cumple en nosotros eso de que correrás sin fatigarse y andarás sin desmayar.

2) Genesis1:29,30 (que le dijeron a Adán y Eva???)
Toda planta verde les será para comer.
Es que desde Adán y Eva ya se nos había dicho de toda plata verde les será para comer . . . no de todo clase de enlatados y sabores y colores artificiales . . . por eso la gente de antes duraban más y a eso le agregamos también que no existía tanta contaminación . . . y Vivian muchos años pero saludables no enfermos . . . sin achaques . . .

3) *también a Moisés se le dio una revelación de salud en lo cual se le da una lista de instrucciones más precisas sobre qué comer y que no comer . . . la cual eras más que un simple mandamiento por*

obligaciones y una verdadera sabias instrucciones de cómo vivir más sanamente cuidando el templo de Dios que sois vosotros mismos . . . se dijo que ciertos animales como el cerdo no se deberían comer porque se iban a contaminar . . . muchos por supuesto lo tomaban como una obligación espiritual impuesta sin darse cuenta que Dios les salvaba la vida . . . El cerdo de por si contiene un parasito contaminante venenoso y fulminante al organismo de un ser humano que no le afecta al cerdo . . . es un parasito llamado (Trichinella spiralis) unos huevos venenosos que llegan al cerebro y no los mata ni la candela . . . si no solamente en bajas temperaturas de congelación por largos periodos de tiempo hasta más de 30 a 60 días . . . La triquinelosis es una enfermedad infecciosa producida por diversas especies de parásito del género Trichinella especialmente Trichinella spiralis. Esta enfermedad también se conoce con el nombre de triquinelosis o triquiniasís.

La enfermedad se adquiere como consecuencia de la ingestión de carne roja o poco cocinada de animales infectados por quistes que contienen la larva del parásito. Esta infección es común en animales carnívoros como el oso, el zorro, o el león, aunque también puede existir en la rata, el caballo, el jabalí y en animales domésticos como el cerdo. Las larvas encapsuladas pueden sobrevivir años en el tejido muscular del huésped. Es a partir de la ingestión de carne de cerdo como más frecuentemente se infecta el hombre. La distribución geográfica es mundial siendo común en zonas de Europa y Estados Unidos. La población de riesgo son los consumidores de productos cárnicos procedentes de matanzas domiciliarias y cacerías. ¿Cómo se produce la enfermedad? Tras consumir carne infectada con los quistes de Trichinella spiralis el ácido del estómago es capaz de disolver la cápsula que recubre el quiste del parásito de manera que se liberan los gusanos de su interior. Los gusanos se reproducen y atraviesan la pared intestinal hacia el torrente sanguíneo, a través de las arterias son transportados a los músculos y los invaden, y allí pueden enrollarse y enquistarse de nuevo. Estos parásitos tienden a invadir los tejidos musculares, incluyendo el corazón y el diafragma e incluso alcanzar los pulmones y el cerebro. Esta infección no se contagia de persona a persona y la única manera de adquirirla es comiendo carne que contenga los parásitos enquistados vivos.

El pescado es una de las mejores fuentes de proteína animal que puedes obtener, con la ventaja de que no contiene grasas saturadas y sí tienes ácidos grasos omega 3 y 6 que son benéficos para tu sistema cardiovascular.

De hecho, las personas que consumen dos veces a la semana pescado, reducen en un 30% las probabilidades de sufrir del corazón.

Propiedades:

- Contiene gran cantidad de vitamina A, D y B
- Previene la oxidación
- Tienen ácidos Omega 3 que previenen enfermedades del corazón y ayuda a bajar el colesterol
- Es fácil de preparar
- No contiene grasas saturadas

Lo malo

Algunas especies están contaminadas con mercurio, sustancia que puede causar daño cerebral. Además, debido a la contaminación de algunos mares, se cree que ciertas especiales pueden tener una sustancia ligada al cáncer: biofenil policlorado. (ESPECIALMENTE LOS PECES SIN ESCAMÁS PORQUE SON LOS QUE SE QUEDAN EN LAS ORILLAS DEL MAR COMIENDO LAS LARVAS Y CONTAMINACION . . .)

Lo mejor, en este caso, es consumir pescado 2 veces por semana, pero cuidando que no se trate de la misma especie, pues con ello te asegurarás que estés obteniendo todos los nutrientes necesarios y no consumas sustancias nocivas en exceso.

Evita especies que son consideradas como "altamente contaminados" como tiburón, bagre y pez espada; y prefiere el atún, el salmón, y la serreta, mojarra, curvina, manamana, en fin los peces con escamas y aletas.

Porque el Tiburón o bagre no? o porque los peces sin escamas no se deben comer según la ley de Moisés? fíjense que las escamas de los peces ayudan a que estos peces soporten la presión del agua y puedan llegar a las profundidades del Océano . . . y alimentarse con algas marinas, plantas y especies del mar . . . en cambio el bagre solo puede estar en las orillas y alimentarse con las larvas y basura del mar, así como el Tiburón donde han encontrado hasta placas de auto de metal dentro de su estomago, se comen hasta un ser humano, y los bagre son los cerdos del mar . . . (comen toda clase de basura).

Por alguna razón Dios dio estas instrucciones a Moisés, donde los más beneficiados somos nosotros mismos, no se menciona en ninguna parte de la biblia que eran castigados por no seguir esta ley, solo se menciona que seríamos contaminados y privados de privilegio como de entrar al templo y se les daba unos días para descontaminarse y que si alguno destruye su temple que somos nosotros Dios nos destruirá; pero no se refiere a que nos mandara un rayo o algo así para destruirnos es simplemente que somos nosotros mismo los que nos destruimos automáticamente intoxicándonos o contaminándonos sin derecho a exigir bendiciones de salud . . .

Todos estos animales mencionados en la ley de moisés están relacionados con las enfermedades y algunos males que producen al organismo . . . comprobado por verdaderos médicos naturistas y también nutricionistas . . .

5) También en 1833 se dieron unas revelaciones de salud moderna . . . donde José Smith siendo un hombre con solo tercer grado . . . da unas instrucciones de salud recibidas de Dios que coinciden con la nueva Pirámide Alimenticia . . .

DYC89:

y cada hierva en su sazón y cada fruta en su sazón . . . la carne he dispuesto para el uso del hombre . . . sin embargo ha de usarse **limitadamente**; y a mí me complace que no se use . . . si no en temporada de invierno o de frio o hambre . . .

18. y todos los
Santos que se acuerden
De guardar y hacer estas
Cosas rindiendo obediencia a
Los mandamientos recibirán
Salud en el ombligo medula

En sus huesos; y hallaran sabiduría y grandes tesoros de conocimiento, si, tesoros escondidos . . .

La palabra de sabiduría no nos dice exactamente todo lo que deberíamos evitar o consumir, pero nos da las pautas.

(PRINCIPOS DEL EVANGELIO PÁGINA 187)

PH BALANCE. (potential of hydrogen)

En 1909 un Bioquímico Danés llamado; Soren Peter L . . . Descubrió que todas las enfermedades están basadas en una sola cosa; en la auto intoxicación del organismo.

Descubrió que toda la salud o enfermedad depende del Balance del cuerpo llamado PH. (potential of hydrogen)

Que consiste en que si tu cuerpo esta ácido estás enfermo y si tu cuerpo esta alcalino estas saludable.

Es bien sencillo la mayoría de alimentos más deliciosos o más populares de comida rápida son los más perjudiciales para convertir tu cuerpo ácido,

Algunas de las características de la acides del cuerpo se debe a; comidas con exceso de aceite (frituras) Harinas Blancas sin fibra. Hace que el cuerpo reciba más glucosa y que active al páncreas creando un enloquecimiento de exceso de azucares . . . las famosas bebidas energízantes . . . la cafeína, las sodas o refrescos gaseosos, los perros calientes; si supieran como se hace el perro calientes, no comieran más nunca esas salchichas, ellos muelen todo el bagazo y sobras del matadero, todo una vez molido le dan el mismo sabor y el mismo color y todo luce como si fuera una sola carne . . .

Y Todas estas cosas como; El Alcohol, café, Gatorade, frituras, bebidas energizantes, etc. Poco a poco te van deteriorando el cuerpo hasta degradarlo y convertirte en un Viejo prematuro, los estudios sobre el PH indican que en un cuerpo alcalino no entra enfermedad. y que es lo que hace que el cuerpo este alcalino? los verdes, los vegetales y frutas. los nutricionistas recomiendan diariamente que un cuerpo para estar completamente saludable necesita cada día 6 frutas y 4 vegetales y de ahí es donde viene la mezcla del Drubinlife, porque quien se come día-riamente 6 vegetales y 4 frutas mínimo . . .???? Casi nadie verdad? Por esa razón este greem smoothie funciona . . .

Y ACOMPAÑADO DE EJERCICIOS SERÁ MÁS EFECTIVO . . .

(8) *También en un ambiente alcalino existe la vegetación y hay vida, en un ambiente ácido todo se va secando y muriendo . . . y así lentamente a nuestras células también le sucede lo mismo adentro . . . en una pecera alcalina los peses están felices, pero en una pecera acida se mueren los peces por eso a muchas [personas les pasa esto y no saben la razón porque no controlan el pH de su pecera al igual que a su propio cuerpo le pasa lo mismo se deteriora aceleradamente . . .*

(9) **cuando el agua era agua** *. . . ahora tiene todo esto; gasolina arsénicos, microbios, plomo, pesticidas . . . y cuando el aire era aire la gente duraba más . . . y ahora hasta estamos acelerando el calentamiento global . . . y acabamos con la capa de ozono . . . y nuestro aire está más contaminado . . . y cuando la comida era comida orgánicas . . . ahora comemos más pesticidas y químicos . . .*

(10) *un cuerpo ácido siempre va a estar enfermo, y un cuerpo alcalino siempre va a estar saludable . . .*

(11) **vamos a comparar nuestro cuerpo con animales carnívoros o animales herbívoros,**

Comenzando con este animal carnívoro; el tigre!

Fíjate que tiene colmillos para desgarrar la carne, tiene garras para desgarrar la presa, no tiene muelas y no mastican los alimentos, su intestino es tan corto como menos de un medio metro; que lo que comen lo digiere el estomago rápidamente lo desechan . . . igual el de un perro . . . el intestino de un ser humano es de 18 metros y tenemos muelas . . . el de una vaca tiene 46 metros y también tiene muelas y hasta cuatro estómagos y no tienen colmillos ni garras se alimentan solo de monte verde y no sufren de diabetes y mastican bien los alimentos . . .

(12) que somos entonces omnívoros(cerdo)? Vamos a compararnos con un omnívoro, de que se alimentan los omnívoros? de toda clase de basura . . . a veces si nos parecemos a los omnívoros . . .?

(13) Necrófago como los Buitres, Zamuro? . . . de que se alimentan los necrófagos? De carroña (cadáveres) a veces nos parecemos a los necrófagos . . . comiendo excesos de carnes . . .

(14) nos hemos convertido en unos quimiofagos . . . un quimiofago es EL que se alimenta a base de puros químicos endulzo-colorantes . . .

(Venenos colorantes, medicamentosos, preservativos,

Sabores artificiales . . . endulzo-colorantes . . . azúcar con químicos y amarillo #3 #5 el mismo que se usa para teñir los desinfectantes y líquidos limpiadores de baño.

(15) *que somos entonces realmente? somos* **fitófagos** *. . . el ser humano es fitófago; porque fue diseñado para vivir más saludable con frutas, semillas y hortalizas . . .*

(16) Han visto alguna vez un tigre estítico? o un conejo con lentes? o una vaca diabética?

(17) EL ALIMENTO DEL PANCREAS; cual es la función del páncreas? El páncreas se encuentra entre el hígado y el estomago, la función del páncreas es controlar la glucosa del organismo crear y envía la insulina que el cuerpo necesita para ayudar a formarse las células cerrar heridas sostener la vida . . .

De que se alimenta el páncreas? Solo de verdes, vegetales . . . podemos pasar comiendo de todo en un buffet pero si no comemos verdes de nada sirve, el páncreas no se ha alimentado . . . y que pasa cuando un páncreas no se alimenta? se muere de hambre y un páncreas muerto es un diabético y Un diabético es un páncreas muerto . . .

Vuelvo a recalcar lo único que alimenta al páncreas son los verdes(vegetales verdes)y mientras más verdes mejor.

(18) EL ENEMIGO NUMERO UNO DE LA SALUD ES EL EXTREÑIMIENTO . . .

Todas las enfermedades dependen de este órgano todas están concentradas allí por la mala alimentación y la poca fibra al organismo;

Y si la alimentación es pobre en fibra y peor cuando se agrega alimentación carnea y los restos cadavéricos quedan atrapados cual un cementerio ambulante por días creando una condición letal al organismo . . . .

Esos 18 metros de intestinos son los que hacen todo el trabajo de la distribución de las vitaminas, encimas, minerales, y aminoácidos . . . todo lo que entra debe salir en 24 a 34 horas de no ser así, esta causa un problema al organismo porque lo que el cuerpo no necesita debe desecharse en esas

24horas y si comes tres veces al día debes ir al baño 3 veces al día . . . si no se está quedando la putrefacción que no puede desechar de el cuerpo.

Las paredes de los intestinos están cubiertas con membranas que parecen un brócoli desde arriba esto son los que hacen el trabajo de absorción distribuyen todo lo que el cuerpo necesita. Las sodas especialmente contienen un ácido que cierra estas membranas y no permite que hagan su función correcta . . . imagine también ponerle grasas aceites y harinas blancas en el lavadero va haber un momento en que se tape.

(19) de aquí entonces se está deteriorando el colon. Si destruimos el colon podría hacerle una operación de colostomía que significa que le corten metros de su intestino o colon y no podrá defecar normal . . .

Estos órganos no se regeneran al menos que cambie su alimentación . . .

(21) LA EVOLUCION DE SALUD;

Que hemos hecho con nuestra salud? Cuando estábamos pequeños nos alimentaban con compotas, frutas, sopitas de ahuyamás (Calabazas) . . . a medida que vamos creciendo vamos cambiando nuestra alimentación y comenzamos a decirle a mama; quiero una pizza! sentado al frente de un televisor jugando con tv game . . . también si salimos solo decimos llévanos al burguer . . . (faSt food) . . . ENTONCES muchos niños se preguntaran que vamos a comer? porque siempre han comido lo mismo como única comida . . . he aquí le enseñaremos como empezar.

GASEOSAS VS AGUA . . .

Muchas personas piensan que porque no toman café ya lo lograron y están cumpliendo con la palabra de sabiduría por que en ninguna parte aparece la Pepsi o Coca-Cola como parte de la palabra de sabiduría . . . sin saber que es hasta peor, porque una soda contiene

34miligramos de cafeína (hidrosoluble) equivale a más de diez taza de café por ser una cafeína agregada y adulterada para crear un vicio y dependencia en la gente incluyendo la cantidad de azúcar que también crea dependencia.

Medida por Taza de café soluble;

Café descafeinado una Taza 2mlg

Café especiales 16 a 18mlg

Café fuerte 80mlg

Café instantáneos 120milg

Por si fuera poco, los azúcares que contiene el refresco, paulatinamente van disolviendo el esmalte de los dientes debilitándolos y produciendo caries. Y no solo eso, los azúcares que no logra digerir el organismo, se transforman en grasa, dando como posible consecuencia sobrepeso e incluso problemas de obesidad.

Anteriormente la diabetes estaba asociada a pacientes adultos, pero en estos últimos tiempos se ha visto un aumento de casos de esta enfermedad en niños y adolescentes con exceso de peso y diabetes. Actualmente existen 22 millones de niños menores de 5 años con sobrepeso y diabetes. La diabetes es una enfermedad que afecta principalmente los ojos, huesos, riñones, los pies y el corazón. Y hace poco se ha descubierto que existen más ingredientes que producen cáncer.

Y NECESITAS APROXIMADAMENTE 32 VASOS DE AGUA PARA PURIFICARTE DE UNA SODA Y DEXINTOXICAR TÚ SANGRE DE ESTE VENENO DE MUERTE LENTA...

La dieta cafeinada como, té, café, bebidas refrescantes de cola y chocolate a la taza. En unos estudios hechos en NY en estos últimos años Los voluntarios fueron estudiados durante seis años, y en ese periodo fallecieron 349.282 por un ataque cardíaco y 67 por un ictus fatal. El experto estadounidense subraya que este efecto aparece después de los 65 años, y que en individuos más jóvenes o en hipertensos no se alcanza el mismo grado de protección.

Tanto el café como el té, el chocolate o las bebidas de cola contienen, además de cafeína, compuestos como de ácidos fosfóricos y otros ingredientes carbonados o adulterados que podrían ser los responsables de este efecto detectado. Fíjense en la tabla que las cantidades de cafeínas que son agregadas en estas bebidas para crear dependencia . . .

Tabla de gramos de cafeina

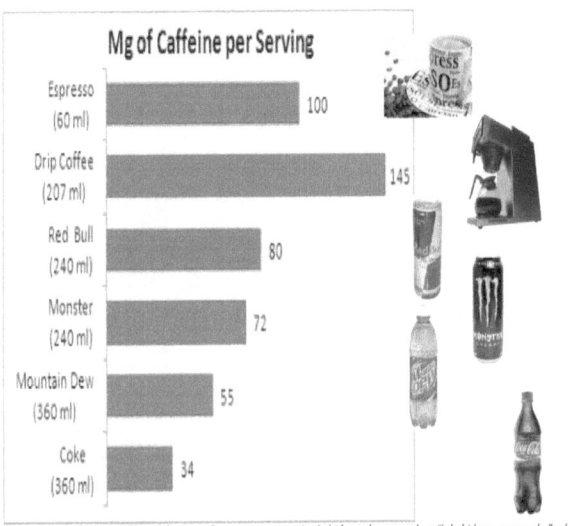

La cafeína es una droga consumida comúnmente. Se encuentra en varias bebidas, tales como té, café, bebidas gaseosas de "cola" y productos derivados de chocolate. También se le añade cafeína a otras bebidas gaseosas y a medicinas que se compran sin receta médica, tales como pastillas contra el dolor de cabeza, resfriados, alergias, pastillas contra el dolor y para mantenerse despierto. Los síntomas típicos del abandono incluyen, pero no se limitan a, dolores de cabeza, mareos, irritabilidad, nerviosismo, depresión, nauseas y mucho más .

Aunque existen muchas contradicciones de que el café ayuda a disminuir los riesgos de ataques al Corazón por otro lado producen un aumento de la tensión sanguínea . . . no se garantiza nada, y por otra parte nunca se ponen de acuerdo los médicos o estudiantes de la medicina que por un lado lo que supuestamente te ayuda, por otro lado te perjudica en otras cosas y es más el daño que hace que lo que beneficia . . .

Dicen que quita el dolor de cabeza y por otro lado se convierte en una droga dependiente de que el día que no tomes café tendrás dolor de cabeza (no les suena esto familiar? como a las drogas? te hace dependiente . . . todos estos efectos no son inmediatos sino que usualmente se presentan después de los 60 años y en algunos casos mucho antes entre los 40 y 50 años . . .

El profeta José Smith declara haber recibido una revelación el 27 de febrero 1833 en Ohio DyC89:9 *además de bebidas calientes no es para el cuerpo ni para el vientre* . . . en las revelaciones modernas los líderes actuales de la iglesia afirman que esto se refiere al café (en general cafeinado o descafeinado es lo mismo) y al té . . . especialmente esos que no son naturales que vienen en bolsitas sin especificar que hierva estas tomando . . .

Hoy en día la soda se ha hecho muy popular y ha creado dependencia por esa razón aquellos que piensan no tomo café, pero si sodas diariamente mas que el agua están en más riesgo aún por la cantidad de cafeína agregada y por las altas glucosas que el cuerpo no necesita, a eso también agregamos los ácidos carbonados que no son vitaminas. Y aún los de dietas (die coke) siguen siendo perjudiciales para un organismo débil que también están escasos de vitaminas y con mala nutrición . . .

Redbull;

La propaganda y su slogan dice; EL UNICO TIRO QUE TE DA ALAS . . . pero para volar al cielo . . .

El RED BULL fue creado para estimular el cerebro en personas sometidas a un gran esfuerzo físico y en "coma de estrés" y nunca para ser consumido como una bebida inocente o refrescante. En Francia y Dinamarca lo acaban de prohibir por ser un coctel de muerte, debido a sus componentes de mezclas con "GLUCURONOLACTONE", químico altamente peligroso para el organismo fue descontinuado en Varios países de Europa ante el alto índice de casos de migrañas, tumores cerebrales y enfermedades del hígado y causantes de paros cardíacos . . .

Consideradas bebidas altamente peligrosas . . . Que te suben la energía aparentemente la forma como trabajan es que disuelven la sangre para que el Corazón haga menos esfuerzo . . . y la energía que te da es una energía artificial, temporal y después viene una caída o bajón de estado de ánimo . . .

Altera directamente el sistema nervioso central, aumenta la resistencia y retrasa la aparición de la sensación de cansancio. Afecta las funciones cardiovasculares, el ritmo cardíaco, la presión arterial. Este provoca palpitaciones extrasístoles, aumento de la presión arterial, pulso rápido y dolores precordial es de tipo anginoso. Y era usado como un anticoagulante se usa para hacer dialices en enfermos crónicos renales para que la sangre no se coagule

Un pequeño parecido a la heparina sódica (Anticoagulante)

Te dije q ese medicamento lo utilizan para los enfermos renales crónicos que se realizan diálisis

Para que la sangre no se coagule y puedan hacer el tratamiento en máquina bn por aprox 3 a 4 horas máximo. en un lapso de 3 sesiones por semana.

Otra cosa la heparina se administra de acuerdo a la necesidad del paciente eso varia de 2,5cc hasta máximo 4cc por vía venosa.

Trae con el tiempo a los enfermos renales efectos en el organismo visión y pare de contar; desmejora la calidad de vida aunado al mal cuidado del paciente, ya que ellos no hacen caso de las recomendaciones del médico sobre la buena alimentación.

Taurina (acelerador del toro)

Conocido también como ácido 2-aminoethanesulfonic, la taurina fue originalmente aislada de bilis del Toro en 1827 en Alemania. Actualmente se produce sintéticamente, y es el elixir mágico que nos dará energía. Los efectos de la Taurina son potentes, incluso de lo contenido en una sola lata: No sólo es un neurotransmisor inhibidor (actuando, en algunos casos, como sedante, anticoagulante), y un antioxidante que desafía la edad; también tiene el potencial para regularizar taquicardias.

Cafeína 80mlg

Ah, aquí están las alas del Red Bull. 80miligramos de cafeína Todas las cosas que esta bebida supuestamente nos debe producir – aumentar la concentración y velocidad de reacción, mejorar el estado emocional, y mejorar el metabolismo – son efectos conocidos de este polvo blanco, un primo lejano de a cocaína.

Inositol (complejo B)

También contiene Un carbohidrato encontrado en músculo animal (llamado a veces "azúcar de carne"), el inositol se está convirtiendo en una mágica droga que reduce significativamente la depresión, ataques de pánico, agorafobia, y el desorden obsesivo-compulsivo. En vez de ser uno de los ingredientes más del Red Bull, el Inositol debería merecerse, realmente, una bebida para sí solo.

Es una bebida carbonatada que contiene principalmente agua, azúcar (sacarina, glucosa), taurina, glucuronolactona y cafeína, así como diferentes vitaminas (niacina, ácido patogénico, B6 y B12). Según el fabricante la bebida tiene un efecto revitalizador y desintoxicante así como propiedades que incrementan las capacidades físicas y potencia la velocidad mental sustancia presente en red bull etc. Causar euforia y acelerar el ritmo cardíaco esta proteína presente en el hígado de los animales las bebidas energéticas que contienen cafeína, taurina y otros compuestos que estimulan la concentración y la resistencia física se han puesto de moda en las calles, oficinas, fiestas y centros deportivos de Nueva York.

"Red Bull", "Rockstar", "Monster", "Roaring Lion", "Rush", "Go Fast" o "Dark Dog" atraen sobre todo a los más jóvenes y se han convertido en el segmento de más rápido crecimiento en el mercado de bebidas no alcohólicas de Estados Unidos, según varios estudios.

Todas son carbonatadas y se sirven frías, tienen por lo general sabor a limón, contienen uno o varios estimulantes -principalmente cafeína, guaraná y taurina

La marca más popular es "Red Bull", que está "concebida para períodos de estrés mental y físico" y "puede ser bebida en virtualmente cualquier situación, mientras se practica un deporte o se conduce, en el trabajo o en actividades de esparcimiento".

"Red Bull" contiene 80 miligramos de cafeína, un estimulante que eleva los niveles de adrenalina y el estado de alerta, y 1.000 miligramos de taurina, un aminoácido que ayuda en el funcionamiento del corazón y el cerebro.

Aunque los estudios médicos sobre las bebidas energéticas aún son escasos, esta marca ya fue prohibida en algunos países debido a preocupaciones por los efectos que tendría en la salud la ingesta de taurina en una dosis elevada.

También ha despertado polémica su mezcla con bebidas alcohólicas, una moda particularmente notoria en fiestas y bares, y entre menores de 30 años, el perfil de consumidor al que van dirigidos estos productos.

"Las bebidas energéticas no son una solución práctica o saludable. Hay que aumentar la energía de forma natural, llevando una dieta sana y haciendo ejercicio con regularidad", tomando diariamente el Drubin-life.

Desde el lanzamiento de "Red Bull" en 1997, han surgido unas 200 marcas, y con ellas varias tendencias y categorías, como las que incluyen afrodisíacos, las dietéticas o sin azúcar, las nutricionales y, para los más aguerridos, las de envases de 500 mililitros.

Agua, azúcar (sacarina, glucosa), taurina, glucuronolactona y cafeína, así como diferentes vitaminas (niacina, ácido pantoténico, B6 y B12).

Algunos expertos coinciden en afirmar que el peligro de las bebidas energéticas reside en su mezcla con otras sustancias, y en especial, con el alcohol y el café: **la mezcla de estimulantes con depresores puede provocar ritmos cardíacos anormales,** *y puede crear problemas en el futuro.*

Taurina y cafeína . . . aquí está la clave al mezclar estos dos produce lo que llaman reacción de energía mortal . . .

PROBLEMÁS DE OBECIDAD

Podemos ver como es la realidad de este famoso logo

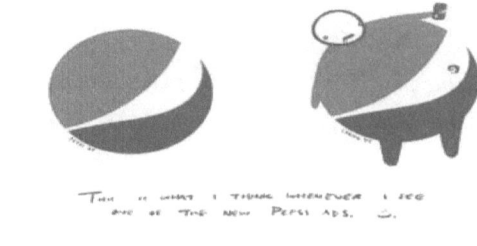

Este niño tiene 5 años y muchas personas piensan que hay que demandar a McDonald, a quien hay que demandar es a los padres . . .

FAST FOOD;

Una de estas ironías es que siempre hacen ver las propagandas como algo muy atractivo que te hace ver hermoso y esbelto y mantenerte con Buena figura cuando no es cierto. Todas estas propagandas muestran cuerpos hermosos pero la realidad es otra . . . el exceso de azucares que contienen estos refrescos y la cantidad de grasa que se encuentra en estas comidas rápidas que en ingles le llaman "FAST FOOD" que con solo quitarle la S significa comida para engordar "FAT FOOD" es solo enfermedad y muerte temprana para el futuro de estas nuevas generaciones.

QUE DEBERIAMOS COMER?

Esa es la pregunta que todos nos hacemos . . .

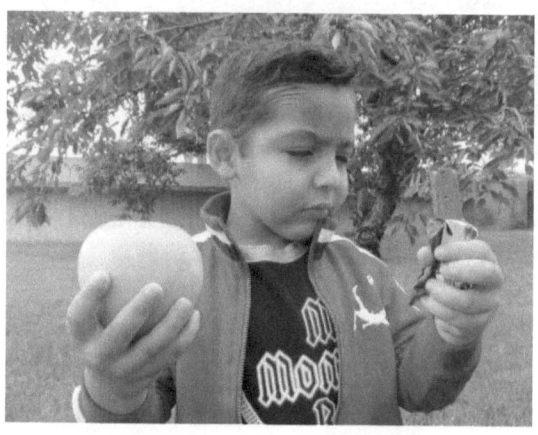

el primer problema es que ponemos a nuestros hijos a elegir entre un dulce o una fruta natural . . . que creen que el niño siempre va a preferir?

el problema es que dejamos que los niños coman solo lo que les gusta y no lo que realmente alimenta el cuerpo . . . y sin ensenarles o explicarles el porqué? . . .

Nosotros como adultos somos los principales responsables de que nuestros hijos tengan la mejor alimentación desde niños sin ser obligados . . . tenemos el deber de educarlos en esto sin que se sientan dominando o sometido, por eso recalco educados . . . significa más ensenados con amor y sabiduría . . .

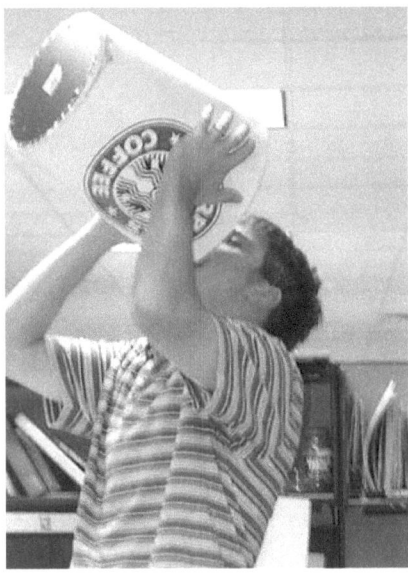

Y LLEGAMOS A GRANDE Y EL PROBLEMA CONTINUA, SEGUIMOS COMIENDO SOLO LO QUE NOS GUSTA AL PALADAR Y NO LO QUE NOS ALIMENTA.

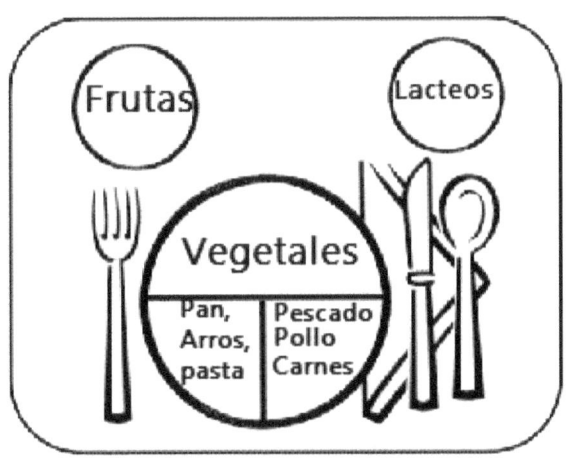

Quien dijo que una dona y un café te alimentan? *"azúcar más cafeína" y en la mañana especialmente cuando el cuerpo necesita todos los nutrientes del día*

Y como la mayoría no se está alimentando bien entonces quieren complementarse con puras vitaminas . . . porque solo piensa que si no hay carne, no es comida. **la buena alimentación**

La buena alimentación está basada en que la mitad del plato debe ser vegetales y la porción de frutas debe comerse primero luego el resto entre proteínas y granos . . .

MEZCLA DE LA BUENA ALIMENTACIÓN

Otro de los grandes problemas es que estamos acostumbrados a comer al revés, comenzamos;

Lo tradicional es;
Comiendo el plato fuerte carnes, panes, quesos, etc. Luego comemos las ensaladas y de ultimo dejamos las frutas como postre. ERROR! . . . si comemos frutas al final vamos a producir agruras, y esto hará q sintamos un revoltijo fermentando en el estomago, y buscamos resolverlo con un anti-ácido . . . y de paso tomamos abúndate agua o refresco con mucho hielo durante y después de comer cosa que ayudara a empeorar la situación . . .

la manera correcta es;
no tomar agua durante ni después de comer . . . podemos tomar agua 30 minutos antes de comer, y 45 o 60 minutos después de comer, pero no durante las comidas porque interrumpimos el proceso de la digestión, la manera de comenzar a comer es con frutas ya que las frutas se deben comer con el estomago vacio, porque es el intestino quien digiere las frutas y absorbe todos los nutrientes, y la mayoría de las frutas son más del 50% agua . . . luego después vienen los vegetales que es lo que más alimenta el cuerpo y les da energía combinados con los granos(lentejas, frijoles, etc. . . y al final el plato fuerte carnes, proteínas, pescado, quesos y panes etc. Y

las carnes debemos comer poco y solo del tamaño de la palma de la mano y una vez por semana máximo y si no lo hacen mejor . . .

CUANDO TOMAR AGUA?

Tomar agua en la hora correcta maximiza su efectividad en el cuerpo humano?
2 vasos de agua después de despertar ayuda a activar los órganos internos.
1 vaso de agua 30 minutos antes de comer ayuda a la digestión.
1 vaso de agua antes de bañarse ayuda a bajar la presión sanguínea.
1 vaso de agua antes de irse a dormir evita apoplejías o ataques al corazón.

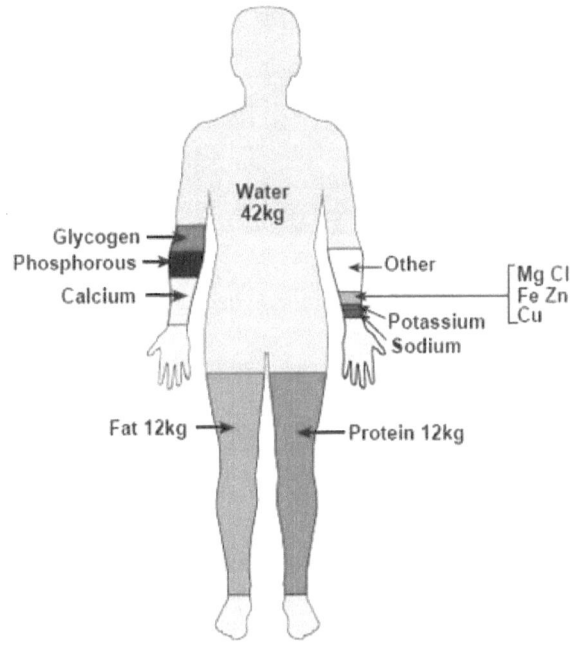

70% del cuerpo es Agua

(dije agua! NO gaseosa o refrescos o jugos artificiales…)

Pasando ahora a la zona de fumadores

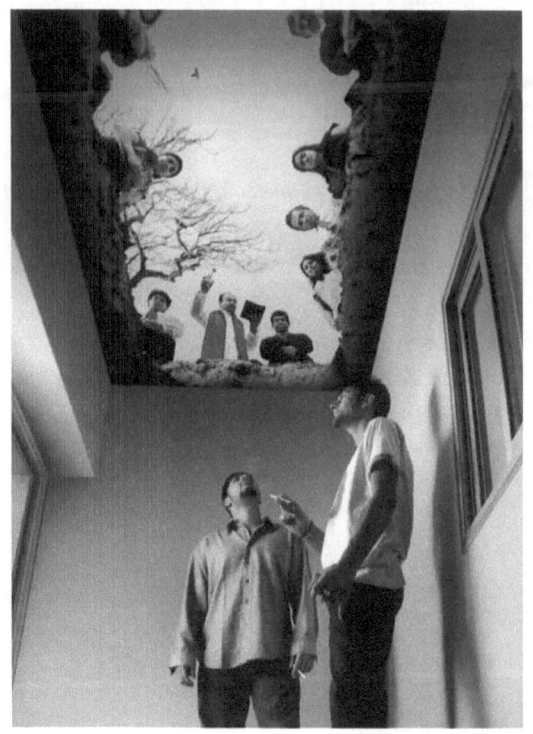

Fíjense bien cuál es la zona de fumadores? Están cavando tu propia tumba . . .

(Advertencias)
Se notifica ahora detrás de las cajas de cigarrillo que es nocivo para la salud, indicando que esto produce cáncer en los pulmones especialmente, también causando problemas al corazón, y también las mujeres embarazadas no deben fumar ya que esto aumentaría el riesgo de que el niño nazca con problemas de salud o sea prematuro . . .

PERO A QUIEN LE IMPORTA?

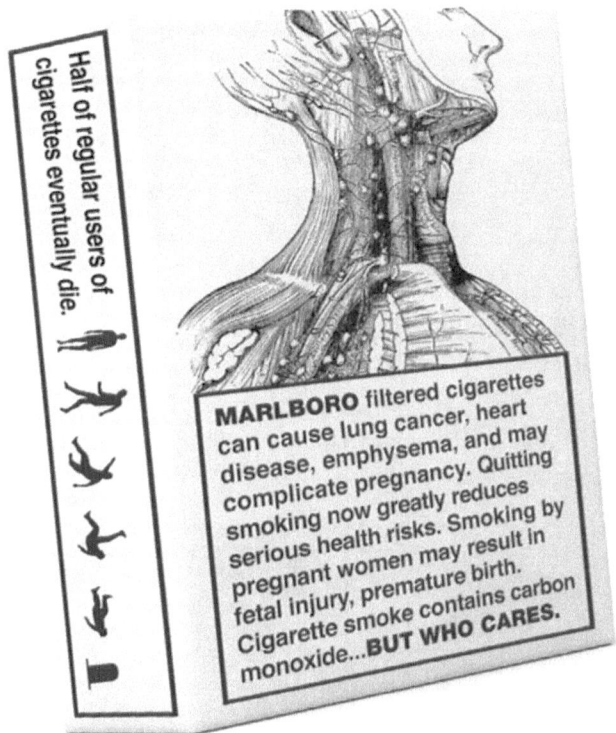

Eso es lo que parece por lo menos en algunas personas que esperan estar al borde de la muerte para empezar hacer cambios que han debido hacer mucho antes . . . como siempre dejamos todo a última hora incluyendo nuestra propia salud.

Fíjense como un pulmón luce limpio:

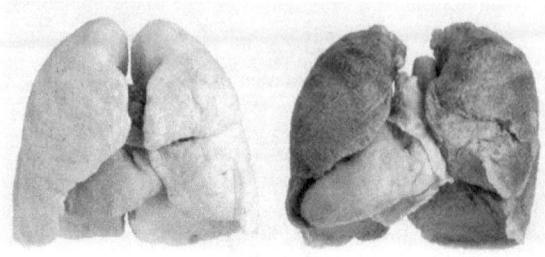

Y fíjense como un pulmón de una persona que vive con un fumador lo que llamaríamos un fumador de segunda mano, luce con manchas como si fumara:

Y luego ya el pulmón de una persona que decidió ser un fumador para toda su vida:

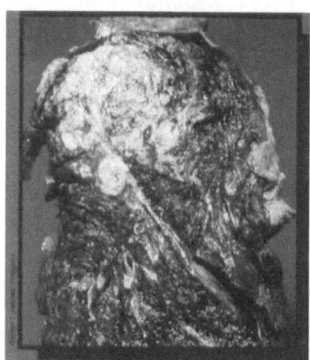

PULMON DE FUMADOR

En 1960 a 1970 Marlboro **Wayne McLaren** a los 30 años grabó este Comercial(no les parece como muy anciano para tener 30 años?) acabado por el cigarro.

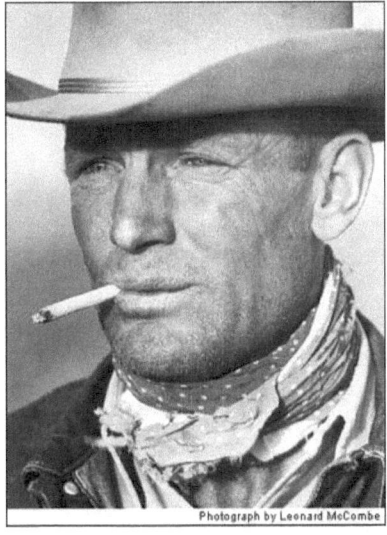

Wayne McLaren murió en 1992

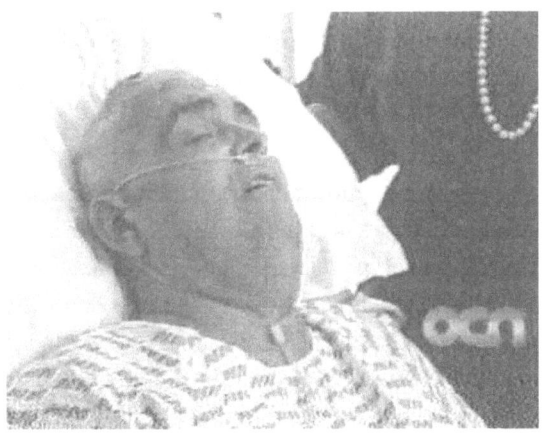

Murió a los 52 años Cáncer en los pulmones

Darrell Winfield Oklahoma 1929- 1989 Murió de cáncer en los pulmones los 60 años.

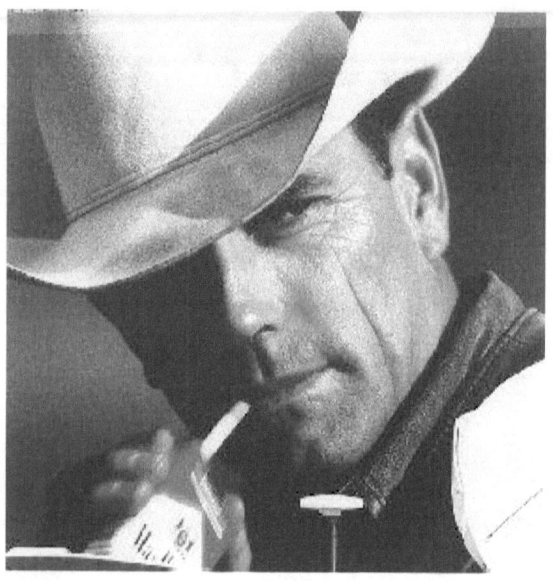

Estos dos modelos fumadores profesionales murieron de Cáncer en los pulmones se mataron de la misma forma con la misma marca de cigarros.

hizo un comercial donde mostraba un vaquero fumando pero de lo que no se dieron cuenta en el momento de hacerlo lo cual fueron muy criticados es que el modelo eran verdadero fumador, tanto! que su piel ya parecía la hoja de un tabaco y ese tipo de piel se pone en aquellos que fuman excesivamente y este sí que era un experto en el fumar, tanto que murió poco tiempo después de Cáncer en los pulmones especialmente los dos primeros. A lo que la agencia de publicidad tuvo que cambiar el modelo por uno que nunca en su vida había fumado . . . y 1990 sacan este comercial cuidando esos detalles de errores en el pasado como en esta foto.

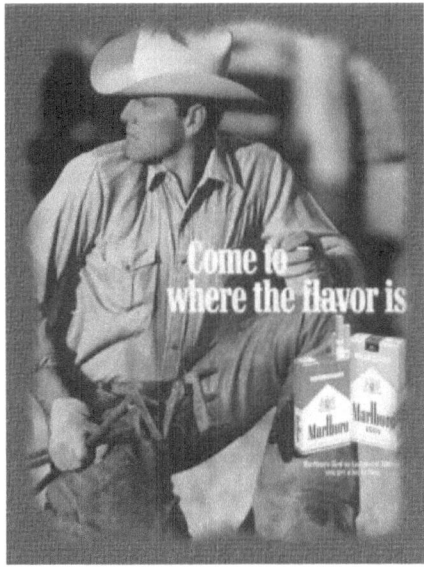

Modelo de un No fumador 1990

Drogas

Así como la droga también ha sido el enemigo de la salud y ha sido algo incontrolable tanto para los que la consumen como para el gobierno . . . con tantas restricciones y siempre se cuela en nuestra comunidad como un chisme, pero que le importa al que es adicto a esto en cuanto a su salud . . .?
Sabemos que las drogas afectan directamente el cerebro, y destruye neuronas que a la final nunca más se regeneran,
Existen varios tipos de drogas, antidepresivos, estimulantes etc.

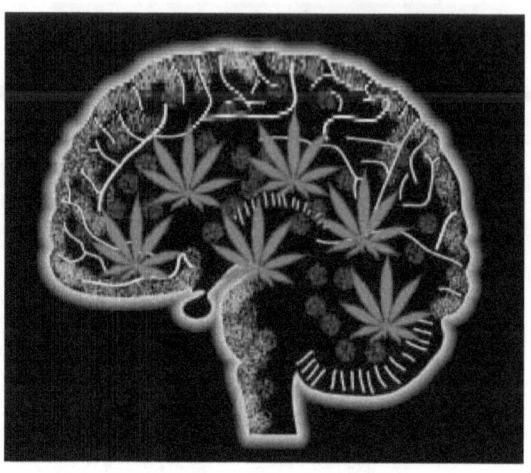

A la final degenera al ser humano al grado de no coordinar bien sus sentidos y perder muchos valores.

Sistema Nervioso Cerebral conectado al cuerpo

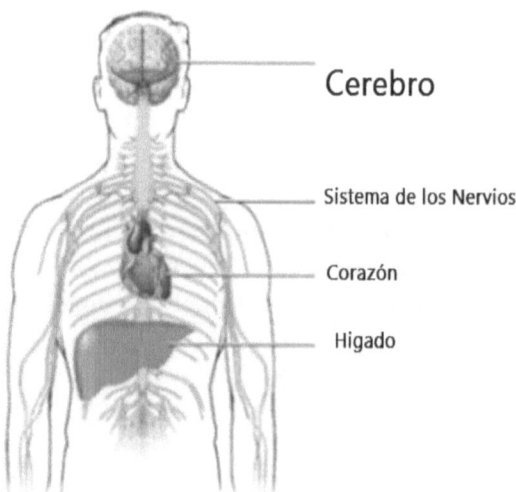

El sistema Nervioso está formado por una red de tejidos, y otras diversas estructuras. Se puede dividir en cuatro partes; el sistema nervioso central, periférico, autónomo y simpático o parasimpático. El sistema Nervioso controla a todos los organismos del cuerpo.

Las Drogas

Causan daños irreparables en el sistema Nervioso. Altera procesos normales. Provoca la destrucción de las neuronas, y cuando una de ellas es destruida no se puede remplazar, ya que son las únicas células que no se reproducen
Y así de la misma manera el alcohol también daña muchos órganos del cuerpo:

El alcohol es una sustancia depresiva del sistema nervioso. Afecta al sistema Digestivo, Circulatorio, Respiratorio, en la nutrición, la piel, los músculos y el sistema nervioso. En el cual se ven afectadas las estructuras superiores de la corteza cerebral.
Y el alcohol tiene más áreas de destrucción que la misma droga aunque esto no justifica ninguna de las dos . . . especialmente el hígado que no puede filtrar tanta contaminación y envenenamiento que va al cerebro . . .

La cuestión en este punto, es que no importaría la cantidad mínima de alcohol consumida, pues sus efectos seguirán siendo igualmente negativos.

Y aparte del daño que hace físico interno a tu salud, también causas daños sicológicos a los familiares y en la mayoría de los casos que

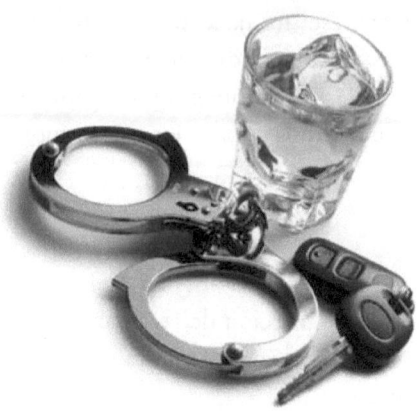

Tomas, manejas, vas preso.

Tomas y manejas puedes causar accidentes donde siempre se cobran víctimas inocentes . . . En lo que respecta a las leyes de algunos países como estados unidos se le da la pena severamente con todo el peso de la ley; el manejar ebrio sin importar si solo fueron unas copas se considera un asesino en potencia.

D.U.I. (Driving Under the Influence of alcohol or a narcotic substance) más del 50% de los accidentes y muertes son causados por manejar con la influencia del alcohol.
Al recibir un DUI quedara revocada su licencia y se paga con cárcel, más una multa bien costosa.

Accidentes causados por el alcohol.

Sobre 50% todo este porcentaje de accidente de dos autos o más han sido relacionados con el alcohol.

Sobre 65% individualmente también relacionados con el alcohol.

Sobre 36% porcentaje de peatones adultos muertos por un accidente relacionados con el alcohol.

80% todos los choques causados entre estas horas 8 pm y 8am también relacionados con el alcohol.

36% of todos los accidentes de peatones intoxicados por algún tipo de drogas.

Sobre 20% jóvenes entre 16 y 24 años de edad.

Pasando a otro tema;

DORMIR LO NECESARIO

William Shakespeare dijo;

EL SUEÑO, ES EL JEFE NUTRIDOR DE LA GRAN FIESTA *DE LA VIDA*. (William Shakespeare)

Cada cosa tiene su tiempo . . . (tiempo de dormir . . .)
(Eclesiastés 3:1-9) la Biblia

"Cesad de dormir más de lo necesario; acostaos temprano para que vuestros cuerpos y vuestras mentes Sean vigorizados" DyC 88:124

Seis días trabajaras (pero el séptimo día debes descansar) Éxodo 20:9

No trabajar más de lo que nuestras fuerzas nos permitan (DyC 10:4)

Todas estas son escrituras inspiradas, y existen por una razón sabia de Nuestro Creador, el no obedecerlas no hay castigo humano, pero si castigo de la naturaleza de tu propia salud . . . Porque tarde o temprano te verás envejecido prematuramente y con achaques desconocidos que deberías tener tan temprano . . .

Razones para Dormir y Despertar temprano

De las 9 pm - 11pm: Es el horario en el que cuerpo realiza actividades de eliminación, químicos innecesarios y tóxicos (desintoxicación) mediante el sistema linfático de nuestro cuerpo. Este horario del día debe utilizarse en encontrar un estado de relajación, escuchando música, por ejemplo.

Generalmente a esta hora las mamás realizan actividades tales como limpiar la cocina, monitorear que todo esté listo para la actividad del día siguiente, etc. actividades que generan un estado de falta de relajación lo que genera un efecto negativo para la salud.

De las 11pm - 1am: el cuerpo realiza el proceso de desintoxicación del hígado, e idealmente debe ser procesado en un estado de sueño profundo.

Durante las primeras horas de la mañana 1am - 3am: proceso de desintoxicación de la vesícula biliar, idealmente debe suceder también en un estado de sueño profundo.

Temprano en la mañana 3am - 5am: desintoxicación de los pulmones. Es por esto que en ocasiones en este horario se producen accesos severos de tos. Cuando el proceso de desintoxicación ha alcanzado el tracto respiratorio es mejor no tomar medicamentos para la tos ya que interfieren en el proceso de eliminación de toxinas.

Mañana 5am - 7am: desintoxicación del colon, es el horario de ir al baño a vaciar el intestino. Durante la Mañana de 7am - 9am: absorción de nutrientes en el intestino delgado, Es el horario perfecto para tomar el desayuno. Si estás enfermo el desayuno debe tomarlo más temprano: antes de las 6:30am. El desayuno antes de las 7:30am es benéfico para aquellos que quieren mantenerse en forma. Quienes siempre se saltan el desayuno, deben procurar cambiar el hábito, siendo lo menos dañino realizarlo entre las 9:00 y 10:00 am en lugar de no hacerlo por completo.

Dormirse tarde y despertar tarde interrumpirá el proceso de desintoxicación de químicos innecesarios de tu organismo. Además de eso debes tener en cuenta que de las 12:00 a las 4:00am es el horario en el que la médula ósea de tus huesos produce la sangre, así es que procura dormir bien y no te duermas tarde.

El Pelear con el sueño conduciendo el auto también es considerado un D.U.I.

Así es que dale descanso a tu cuerpo es la única MÁQUINA QUE TE MANTIENE y no abuses de Él . . . cuídalo como el templo de Dios . . .

LA PIRAMIDE DE UN CUERPO SALUDABLE

Son tres lados que están balanceando tu salud eterna . . .
Y estos son;
Los Macro-nutrientes Los Micro-nutrientes Y el Agua

LA PIRAMIDE DE UN CUERPO SALUDABLE

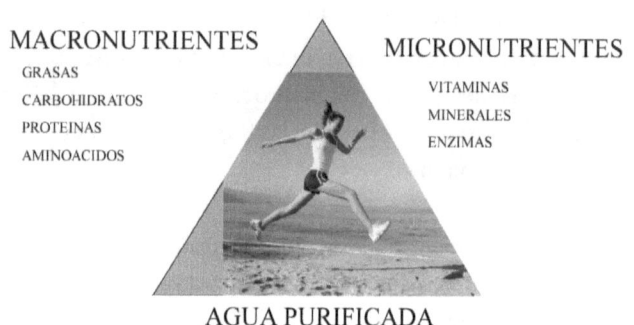

MACRONUTRIENTES
GRASAS
CARBOHIDRATOS
PROTEINAS
AMINOACIDOS

MICRONUTRIENTES
VITAMINAS
MINERALES
ENZIMAS

AGUA PURIFICADA

Los Macro-nutrientes están compuestos de grasa, carbohidratos, proteínas y minerales.

la nutrición se define como la ciencia de los alimentos y su relación con la salud. Los alimentos se componen de una amplia distribución de los nutrientes, que tienen efectos metabólicos muy específicos en el cuerpo humano. Algunos de estos nutrientes se consideran esenciales mientras que otros son considerados no esenciales. Nutrientes esenciales son nutrientes que no pueden ser sintetizados por el cuerpo humano y por lo tanto, deben derivarse de las fuentes de alimentos NATURALES. Nutrientes esenciales incluyen vitaminas, minerales, aminoácidos, ácidos grasos y algunos carbohidratos como fuente de energía. Nutrientes no esenciales son nutrientes que el cuerpo tiene la capacidad de síntesis de otros compuestos, así como, de fuentes de alimentación. Nutrientes generalmente se dividen en dos categorías, los macro-nutrientes y micro-nutrientes. Los macro-nutrientes constituyen la mayoría de la dieta de un individuo, "con lo cual suministrar la energía y los nutrientes esenciales que son necesarios para el crecimiento, el mantenimiento y la actividad" (2). Los macro-nutrientes son hidratos de carbono, proteínas, grasas, minerales de macro y agua. Hidratos de carbono, proteínas y grasas son intercambiables como fuentes de energía, con grasas produciendo

9 calorías por gramo y proteínas e hidratos de carbono Y cada uno generan 4 calorías por gramo.

Los micro-nutrientes son vitaminas y minerales de seguimiento.

Las Vitaminas y minerales de seguimiento son etiquetados como micronutrientes debido a que el cuerpo sólo les requiere en cantidades muy pequeñas. Las vitaminas son sustancias orgánicas que ingieren con nuestros alimentos, y que "actúan como catalizadores, sustancias que ayudan a desencadenar otras reacciones en el cuerpo" Oligoelementos son sustancias inorgánicas que una vez ingestión juegan un papel en una "variedad de procesos metabólicos y contribuyen a la síntesis de elementos tales como glucógeno, proteínas y grasas".

Cada uno de estos son importantes para el cuerpo y el correcto funcionamiento de cada órgano dependerá de balancear a estos alimentos y se necesitan en porciones especificas sin abusar pero no se deben eliminar totalmente ya que el cuerpo necesita cada uno de estos nutrientes . . . (Al menos que su médico se lo prohíba por razones de salud, enfermedad o alergia)

COMO SE MUEREN LAS CELULAS HUMANAS Y EL ENVEJECIMIENTO PREMATURO

Los radicales libres son moléculas altamente reactivas, y la consecuencia de estas reacciones genera una desorganización en las membranas celulares de nuestro organismo. Dicho desorden es letal para la célula.

Por otra parte, los radicales libres también se unen a varias sustancias químicas del cuerpo, entre las que se encuentra el ADN, provocando daños en las mismas.

Los radicales libres son moléculas con un electrón impar en su órbita exterior. En los sistemas orgánicos, hay dos caminos para la producción de radicales libres Mala alimentación y Contaminación ambiental.

Radicales libres Son sustancias altamente reactivas que provocan la reacción de peróxidos muy oxidantes.

Radicales libres: Fragmentos químicos altamente reactivos que pueden producir irritación en las paredes de las arterias e iniciar el proceso de arteriosclerosis y la falta de la vitamina E.

Por lo general son perjudiciales Los radicales libres y la oxidación.

La respiración en presencia de oxígeno resulta esencial en la vida celular de nuestro organismo, pero como consecuencia de la misma se producen unas moléculas, llamados radicales libres lo cual atacan a nuestro organismo destruyéndolo celularmente, . . .

Los radicales libres se producen como resultado de la oxidación celular.

Los radicales libres producen arrugas en la piel, por eso la vitamina E es una ayuda en los casos de envejecimiento prematuro de la piel.

Los radicales libres son normales productos del metabolismo corporal. Sin embargo, en las últimas décadas se han convertido en principal causa de envejecimiento y daños degenerativos, por dos motivos: hemos incrementado su presencia (cigarrillo, contaminación y mala alimentación . . .)

Los radicales libres y el envejecimiento Hoy se sabe que el proceso de envejecimiento así como la aparición de algunas enfermedades, se debe al efecto de los "radicales libres". Es decir, a ciertas partículas que oxidan nuestras células.

Los radicales libres también tratan de atacar el apetito de las neuronas, pero éstos están protegidos por la separación de proteínas 2 (UCP2).

Anti radicales libres. Metabolismo muscular, nervioso, graso . . .

Frutos secos y sus aceites naturales. Pan integral. Pescado, vegetales y. Vitamina H, E, omega 3 y antioxidantes . . . ayudan a contrarrestar esos radicales libres y las toxinas . . .

Muchos de estos radicales libres producen enfermedades; como cáncer, diabetes, problemas cardiovascular, etc. Y todos estos radicales libres son activados por el cigarrillo, alcohol, malas comidas, excesos de grasa, contaminación ambiental, creando toxinas al organismo . . . y la única forma de combatirlos es con antioxidantes y estos antioxidantes vienen especialmente de las frutas naturales orgánicas, algunos prefieren las pastilla antioxidantes, ok déjeme decirle algo; nunca pero nunca competirá una fruta natural orgánica, contra una pastilla sintética antioxidantes de estas misma pastillas se extrae las sustancias o elementos antioxidante si cumple su función pero en parte después de un proceso químico producido es que extraen los antioxidantes y los sabores, fibra, encimas nutrientes que contrae una fruta rica en antioxidantes no tiene comparación . . . y estos son los verdaderos neutralizadores de estos radicales libres que destruyen tu cuerpo silenciosamente . . .

Clorofila las moléculas de clorofila son necesarias para el proceso de la fotosíntesis, gracias a la cual la luz se transforma en energía, pero hace poco que se descubrieron sus propiedades antioxidantes.

La clorofila producida por los vegetales es liposoluble, mientras que la que está alterada químicamente, y es la base de los productos vendidos en farmacias y tiendas de variedades es hidrosolubles. Esto significa que la segunda tienes más dificultad para ser absorbida por el sistema gastrointestinal. Además, la clorofila liposoluble amplifica sus propiedades antioxidantes porque contiene betacaroteno.

CUANDO LA GRASA ATACA

La revista Newsweek hizo un reportaje con una investigación profunda sobre como ataca la grasa y protege al cuerpo de toxinas,

- Crisis de Salud
- Toxicidad
- Estrés
- Mala Alimentación
- Obesidad

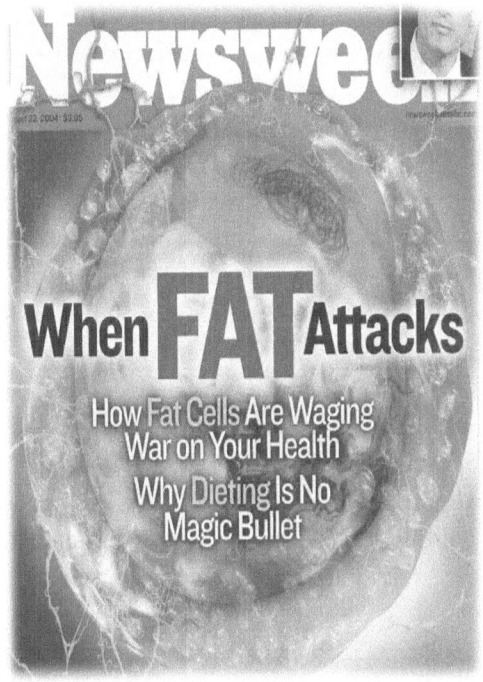

Todos estos hacen que se forme más grasa en el cuerpo atacando las toxinas que se producen por todos estos puntos de ataque a la salud . . . siendo una manera de autodefensa que el cuerpo mismo crea.

Y esta es uno de las razones porque las dietas tradicionales no funcionan . . .

(58) Dietas Tradicionales vs. Limpieza Interna

Porque las dietas tradicionales no funcionan? . . .
La personas ya con un exceso de grasa en el cuerpo están llenos de impurezas o toxinas y ellos a su vez tratan de rebajar a base de pastillas milagrosas quemadores de grasas, o se hace una liposucción y al quitar ese exceso de grasa bruscamente el cuerpo se reduce y al hacerlo más pequeño aumentan las impurezas del cuerpo llamadas toxinas y en un cuerpo más pequeño el organismo manda una señal automáticamente diciendo que necesita crear más grasa para auto protegerte de el exceso de impureza o toxinas que destruyen el cuerpo y allí es donde viene el famoso REBOTE . . .

Cuál sería la manera correcta de rebajar naturalmente sin que vuelva haber un rebote?

Lo primero que tenemos que hacer es eliminar las impurezas desintoxicando el organismo y si queremos hacerlo naturalmente necesitamos acudir a un médico naturista certificado, podríamos comenzar por cambiar nuestra mala alimentación, una limpieza intestinal, lavados rectales de enemas (no usar purgantes estos dañan la flora intestinal) usando bolsas de agua tibia con una cucharadita de carbón activado, ramas de ajenjo y medio limón exprimido en aproximadamente dos litros de agua . . . baños de sauna,(usted puede crear su propio sauna con una pequeña cocina eléctrica una olla de agua con hojas de eucalipto y se encierra en un plástico grande sentado en un silla y que solo queda tú cabeza descubierta para poder respirar correctamente donde este separa de la olla lo suficiente para no quemar nada asegúrese de hacerlo correctamente sin causar ningún

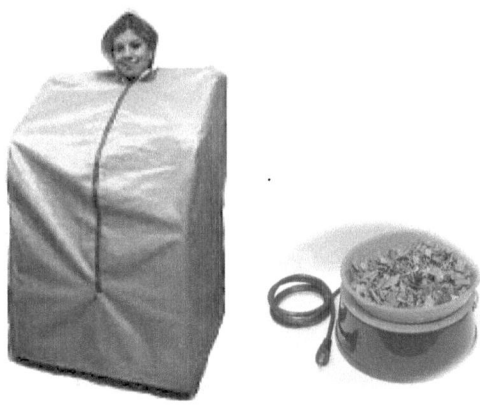

Accidente como se muestra en la ilustración) ejercicios regularmente especialmente los de cardio un ayuno de 24horas una vez al mes.

Y realizar los diez días de Daniel frutas vegetales legumbres y agua solamente por 10 días, el Drubinlife en la mañana como desayuno y en la tardecita como un sustituto de la cena, y almorzando sin carnes, ni cerdo, ni alcohol, ni café, ni cigarros . . . Esto preparara el camino . . . (Recuerde consultar con su médico primeramente antes de comenzar cualquier dieta) y si es un médico naturista él le indicara como hacer una desintoxicación natural. Existen también limpiezas a nivel celular hechas por compañías reconocidas; quienes también a dado muy buenos resultados.

Y al eliminar las toxinas ya quedara su cuerpo con una señal de pureza y automáticamente o naturalmente ira bajando de peso y sin rebote . . . y el musculo se irá construyendo para no dejar la piel colgando.(pero si agrega los correctos ejercicios de cardio y construcción del musculo con pesas).

59) UNA BOMBA DE TIEMPO

Si usted no hace algo a tiempo se ha convertido en una bomba de tiempo que en cualquier momento puede estallar . . . por ejemplo si se queda sedentario en un mueble (couch potato) solo viendo la televisión comiendo toda clase de basura (junk food) es posible que estará preparándose para una vejez prematura llenas de achaques causando no solo problemas a su cuerpo si no también a los demás que tendrán que velar por usted muy pronto.

60) CUIDA TU CUERPO ANTES QUE SEA TARDE . . .

Quizás ya tu cuerpo esta enviándote señales con varios síntomas como;

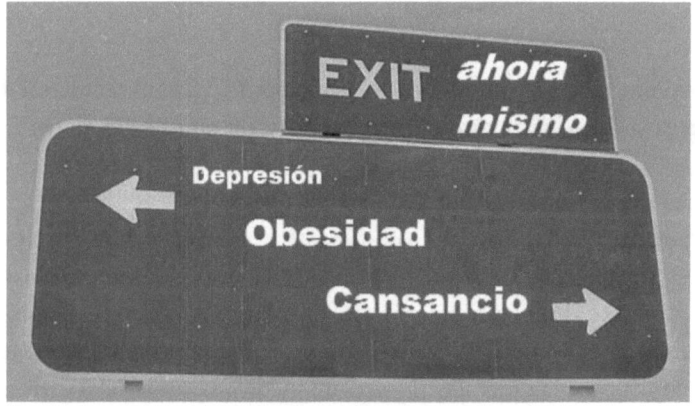

1. Frecuentes Dolores de cabezas
2. Acides estomacal
3. Estreñimiento
4. Mal aliento
5. Cansancio
6. Mareos
7. Dolores en los hueso
8. Artritis
9. Diabetes
10. Taquicardias
11. Problemas para dormir

12. Problemas al respirar
13. Agotamiento en poco esfuerzo
14. Obesidad
15. Debilidad
16. Manchas en la piel
17. Impotencia sexual
18. Falta de apetito
19. Ansiedad de comer
20. Depresión
21. Caída del cabello
22. Perdida de la vista muy temprana
23. Mal genio
24. Diarreas

Todo estos son señales tal como cuando un vehículo que no se le hace ningún mantenimiento correctamente, ni cambio de aceite, ni liquido anti-refrigerante al radiador, ni gasolina, llega un momento en que comienza aprender luces indicando que esta falta de algo, y si no prestamos atención a estas luces de emergencias, el carro al igual que el cuerpo comienza a fallar . . . a veces muchos de nosotros cuidamos mejor del carro que nuestro propio cuerpo, lavamos bien por fuera nuestro cuerpo, pero por dentro le metemos toda clase de porquerías hasta que ya no da más . . . también cuando esperamos a que el cuerpo tenga sed, es tarde porque ya el cuerpo está en un punto de deshidratación y forzamos a esperar esa señal, nuestro cuerpo debe recibir diariamente agua sin esperar a que de la señal de sed.(más adelante daremos detalles sobre cómo y cuándo tomar agua) y la mayoría de estas señales llegan tarde porque cuando la luz del aceite se enciende es porque está en las últimas gotas y podría reventar el engranaje que mueve el motor y ya sería muy tarde se quemaría y no serviría jamás . . . al igual el radiador por sobrecalentamiento cuando las luz de la temperatura enciende es porque tiene que detener el vehículo inmediatamente . . . o se quemará la máquina . . .

Y algún día la vida nos pasa factura, ya será tarde . . . haga algo por su vida y por salud estas a tiempo no espere que esas señales lleguen.

apresúrese y de un cambio radical comenzando hoy con el drubinlife que le indica aquí en este libro usted tome el control de su vida y no espere que un médico lo vea para decirle; Ya no puedes fumar, ya no puedes comer más carnes, ya no puedes comer más dulces, ya no puedes beber más alcohol, etc. . . .

Porque esperar a que esto suceda de esta forma? . . . si no cuidamos este templo, nadie más lo hará por ti, y no somos carros máquinas que se pueden cambiar fácilmente y seguir como si nada . . . aunque hoy en día existen trasplantes de muchos órganos yo estoy seguro que si todavía no ha llegado a eso, se que usted no quisiera ser otro más operado por causa de los abusos de su cuerpo que hizo.

61) SEGUIR CON OBEDIENCIA LA PALABRA DE SABIDURIA

La Antigua pirámide alimenticia nos indicaba como balancear los alimentos . . . diciendo que en la punta en porciones pequeñas;

La Antigua pirámide

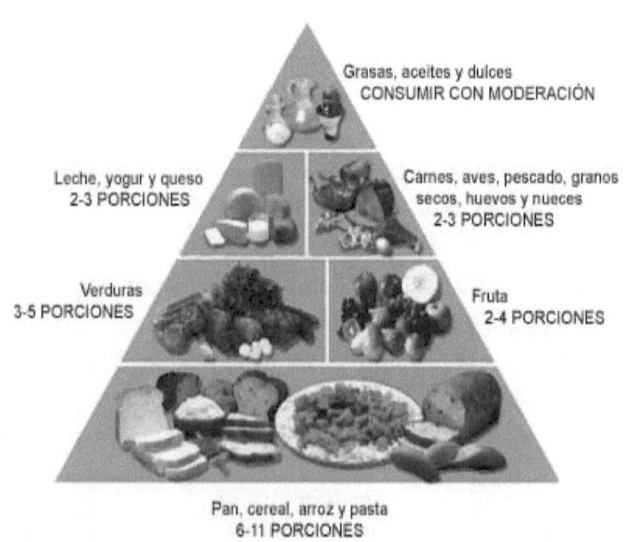

1. grasas, aceites y dulces comer con moderación . . .
2. leche yogur y queso 2 a 3 porciones // Carnes, aves, pescado, granos secos, huevos y nueces de 2a 3 porciones . . .
3. verduras 3 a 5 porciones // Fruta 2 a 4 porciones . . .
4. Pan, cereal, arroz y pasta 6 a 11 porciones . . .

Esta pirámide alimenticia ha existido por muchos años y hace poco fue cambiada por otra que se acerca más a la realidad actual . . .

La Nueva Pirámide alimenticia

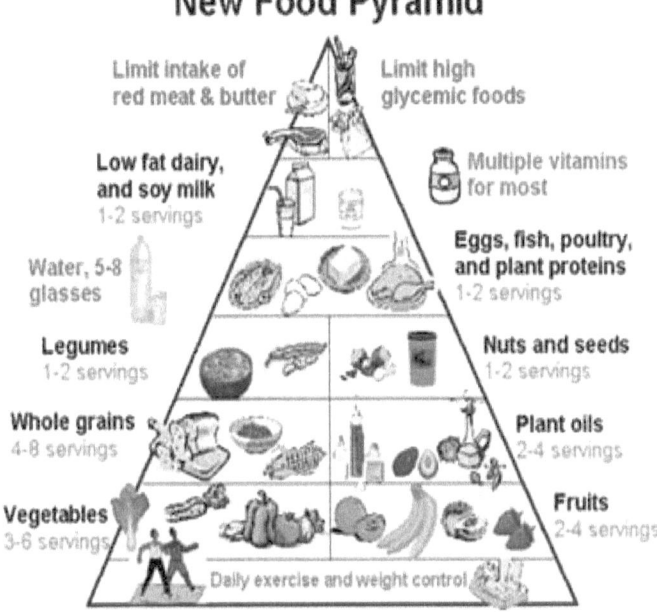

Comienza en la punta con;

1. *Carnes rojas pasa a la punta donde se debe comer limitadamente y con moderación o sea que aquí se cumple la revelación de hace más de 150 años dada a José Smith cuando Dios le dice que;*
2. *LA CARNE HE DISPUESTO PARA EL USO DEL HOMBRE . . . SIN EMBARGO HA DE USARSE LIMITADAMENTE;*

Y A MI ME COMPLACE QUE NO SE USE . . . SI NO EN TEMPORADA DE INVIERNO O DE FRIO O HAMBRE . . . febrero 1833 . . .

3. También en esa área habla de la mantequilla y todo tipo de frituras . . .
4. Leche bajo en grasa o leche de soya y también se habla de multivitamínicos . . . quizás porque hoy en día la gente tiene que usar complementos vitamínicos por falta de llevar una buena alimentación.
5. Agua de 5-8 vasos diario . . . /// huevos, pescado, pollo de uno a dos porciones . . .
6. Avena, granos, nueces, semillas de 1 a 2 porciones . . .
7. Pan integral, maíz y sus derivados de 2 a 6 porciones . . .
8. Aceite de oliva, aguacate y sus derivados 2 a 4 . . .
9. Vegetales de 4 a 8 porciones . . . frutas de 2 a 4 porciones (Drubinlife)
10. Agregar a ejercicios y control de peso . . .

Como puedes notar que también el pan lo redujeron un nivel y se dice que debe ser pan integral . . . por lo de la fibra y es más alimento y reduce las azúcares . . .

También los vegetales y frutas pasan al renglón más importante y a las mayores porciones . . . n**i el café, ni el alcohol, ni el cigarrillo, ni las drogas, ni los refrescos carbónicos, ni los edulcorantes aparecen en esta pirámide . . .**

Todo esto ayuda más a tu salud y confirma que las revelaciones de salud de 1833 DC . . . son verdaderas . . .

> 1 corintios 3:16-17- No sabéis que sois templo de Dios, y que el espíritu de Dios mora en vosotros? Si alguno destruyere el templo de Dios, Dios destruirá a él; porqué el templo de Dios el cual sois vosotros santo es.

la palabra de sabiduría es una ley temporal valiosa y también una ley espiritual, fortalece nuestro templo para que el espíritu santo more en nosotros . . . principios del evangelio PÁGINA 187

TOMAR EL DRUBINLIFE SMOOTHIE DÍARIAMENTE

NO hay Nada y CUANDO DIGO NADA, ES QUE NADA puede reemplazar el jugo ricos de fibra, enzima frescas y nutritivas que se recibe de un licuado con; vegetales verduras y frutas directamente de su licuadora . . . (Drubinlife)

QUE TU ALIMENTO SEA TU MEDICINA Y TU MEDICINA SEA TU ALIMENTO . . .

Hipócrates; El Padre de la medicina(500anos AC)

HE AQUÍ LA SOLUCION A TODOS LOS MALES EL FAMOSO "El DRUBINLIFE"

INGREDIENTES DEL DRUBINLIFE: (equivalente a un litro)

1 Apio en rama (Celery)	1 rama Espárragos
6 Vainitas	2 Brócoli
2 taza Espinacas	½ Manzana verde
2 ramas de Berro	1 dz. Uvas verdes
1 Zanahoria	½ Kiwi
1 hoja de Lechuga	½ Mango
½ palma Nopal	2 Fresas
½ Aguacate	1 Banana
2 ramas de Rabano	½ Pera
½ Pepino	

Preparación; MEZCLAR TODO CON JUGO DE MANZANA TODO CON FIBRA Y CASCARA (excepto las semillas de manzana del aguacate y mango . . .) (RECUERDE CONSULTAR CON SU MÉDICO)

Cada uno de estas frutas y vegetales contiene todas las propiedades que tu cuerpo necesita en un día . . . este será tu desayuno de ahora en adelante si quieres vivir más y sanamente . . .

También aquí recalco la famosa receta natural del V10G 10 vegetales combinados . . .

INGREDIENTES DEL V10G (como para 1 litro)

2 *Apio en rama (Celery)*
1 *Remolacha (Beets) Betabel*
2 *manojo Espinacas*
1 *manojo Berros (watercress)*
3 *Zanahorias*
2 *hojas Lechuga*
4 *Rabano*
4 *Tomate*
1 *hoja de Repollo morado*
4 *ramita de Perejil (Parsley)*

Preparación; PARA ESTO NECESITARA UN ESTRACTOR DE JUGOS MEZCLAR TODO CON JUGO DE TOMATE TODO UN TOQUE DE LIMON AL GUSTO SAL Y PIMIENTA NEGRA.

(RECUERDE CONSULTAR CON SU MÉDICO que puede tomar de aquí aunque la mayoría de estos no son contraindicados) Y este V10G lo uso especialmente para la cena . . . ahora para media mañana un potaje de linaza.

INGREDIENTES DEL POTAJE DE LINAZA

6 *Almendras (Almonds)*
3 *cucharadas de Linaza*
1 *cucharada de Afrecho (wheat whole grain)*
1 *cucharada de Germen de trigo (wheat germ)*
1 *cucharada de Avena*
3 *ciruelas Pasas (pumpers)*
Miel
8 oz de Agua
1 *cucharada Mantequilla de maní*

Preparación; TODOS ESTOS INGREDIENTES SE REMOJAN LA NOCHE ANTERIOR ANTES DE TOMAR. MEZCLAR TODO CON LICUADORA Y TOMARCELO AL NATURAL . . . (RECUERDE CONSULTAR CON SU MÉDICO)
MÁS DE 25 AÑOS DE SALUD

25 AñOS DE SALUD

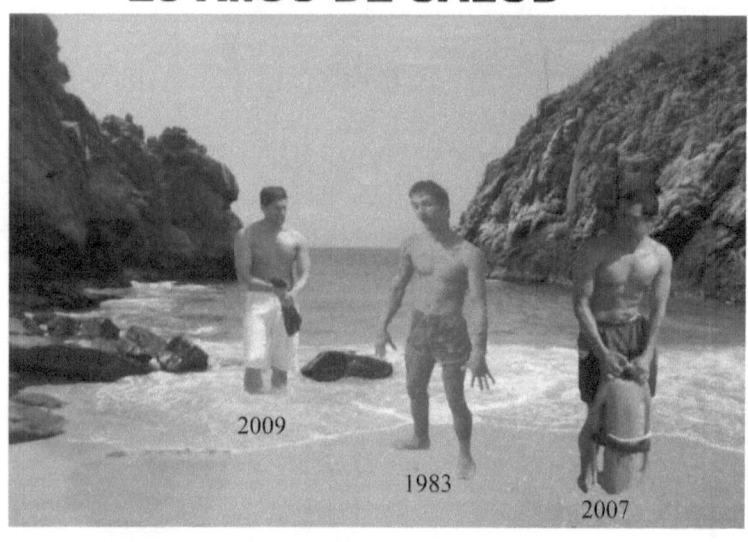

2009

1983

2007

*VERDE QUE TE QUIERO VERDE . . . EL PODER
DE LOS VERDES*

FRUTAS PODEROSAS

Una zanahoria rebanada se parece a un ojo humano. La pupila, el iris y las líneas radiantes se ven justo como el ojo humano . . . y SÍ, la ciencia ahora muestra que las zanahorias realzan en gran medida el flujo de sangre hacia los ojos y su función.

 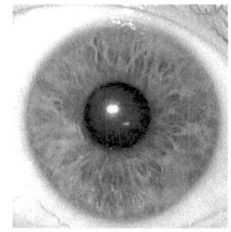

Un tomate tiene cuatro cámaras y es rojo. El corazón es rojo y tiene cuatro cámaras. La investigación muestra que los tomates son de hecho alimento puro para el corazón y la sangre.

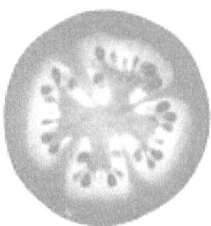 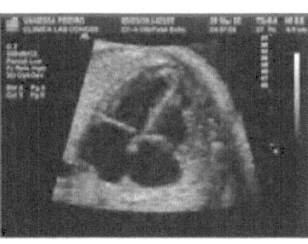

Las uvas cuelgan en racimos que tienen la forma del corazón. Cada uva se parece a una célula sanguínea y la investigación de hoy muestra que las uvas son un alimento vitalizante para el corazón y la sangre.

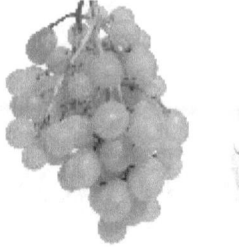
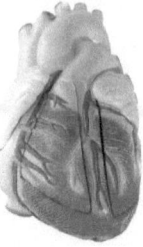

Una nuez tiene la apariencia de un pequeño cerebro, con un hemisferio izquierdo y uno derecho, cerebros superiores y cerebelos inferiores. Incluso las arrugas o dobleces se encuentran en la nuez justo como en la corteza cerebral. Sabemos que las nueces ayudan a desarrollar más de 3 docenas de neurotransmisores para la función cerebral.

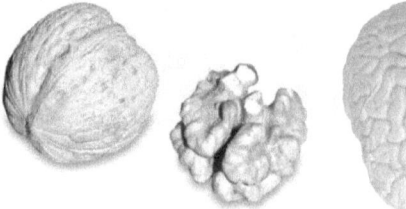

Los frijoles realmente sanan y ayudan a mantener la función renal y sí, se ven exactamente como los riñones humanos.

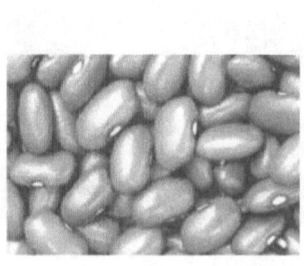
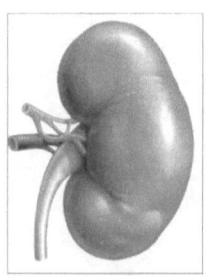

El apio, el ruibarbo y el Bok Choy y otros más se parecen a los huesos. Estos alimentos apuntan específicamente al fortalecimiento de los huesos. Los huesos contienen 23% de sodio y estos alimentos contienen 23% de sodio. Si no obtienes suficiente sodio en la dieta el cuerpo lo obtiene de los huesos, debilitándolos. Estos alimentos reabastecen las necesidades esqueléticas del cuerpo.

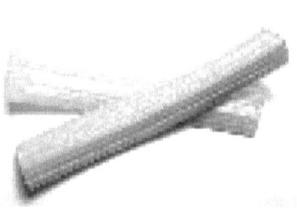
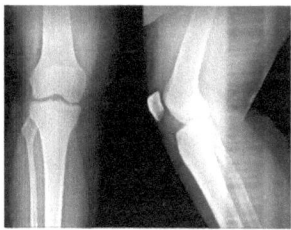

La berenjena, los aguacates y las peras apuntan a la salud y al funcionamiento de la matriz y el cuello cervical - se parecen a estos órganos. La investigación de hoy muestra que cuando una mujer come un aguacate a la semana, balancea las hormonas, elimina el peso no deseado después y previene los cánceres cervicales. ¿Y qué tan profundo es esto? . . . Toma exactamente nueve meses para que un aguacate crezca desde la flor hasta el fruto maduro. Hay más de 14,000 constituyentes químicos fotolíticosen cada uno de estos alimentos (la ciencia moderna solamente ha estudiado y nombrado a 141 de ellos).

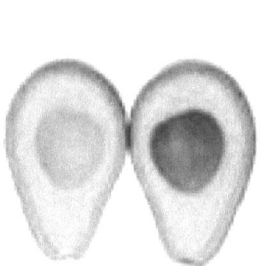
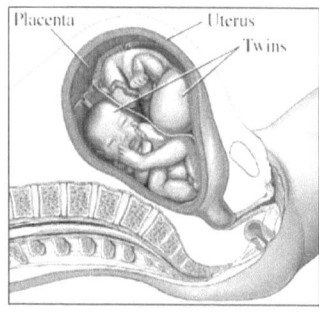

Los higos están llenos de semillas y cuelgan en parejas cuando crecen. Los higos aumentan la movilidad del esperma e incrementan la cuenta espermática, así que ayudan a reducir la esterilidad masculina

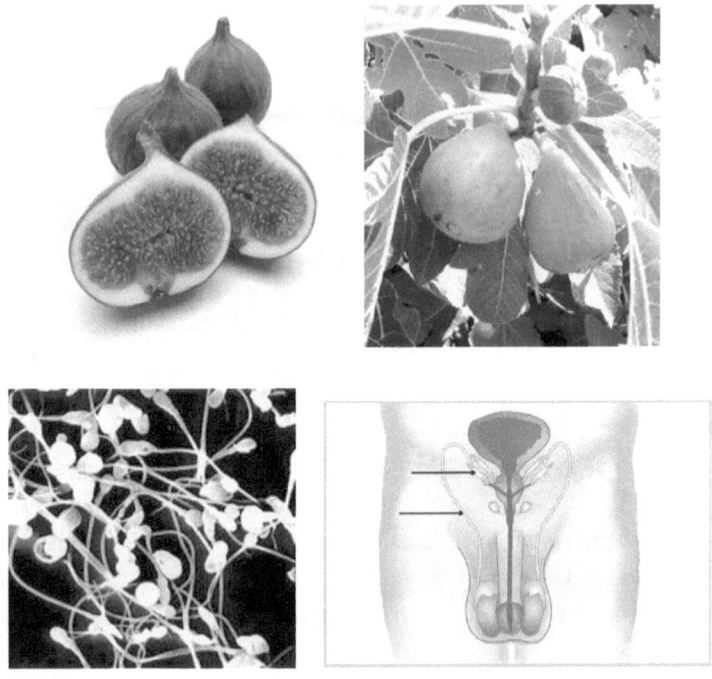

Los camotes se parecen al páncreas y realmente balancean el índice **glicémico** de los diabéticos.

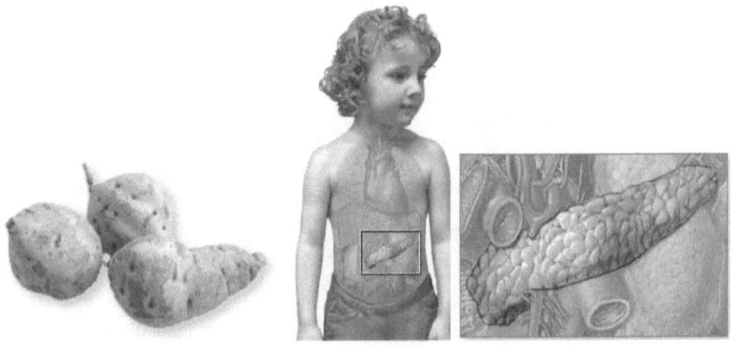

Las aceitunas ayudan a la salud y función de los ovarios.

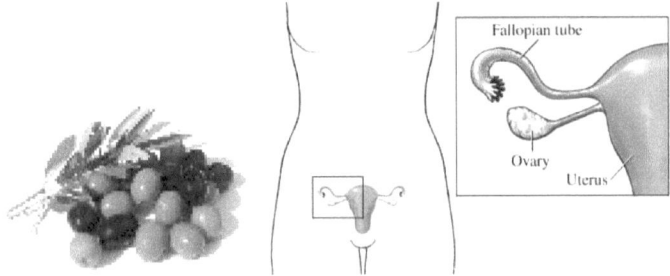

Las toronjas, naranjas, y otros frutos cítricos se parecen a las glándulas mamarias de las mujeres y realmente ayudan a la salud de los pechos y el movimiento linfático desde y hacia los pechos.

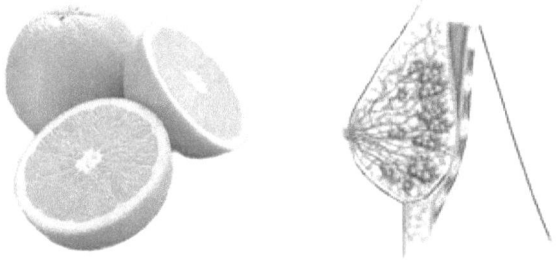

Las cebollas se parecen a las células del cuerpo. Hoy la investigación muestra que las cebollas ayudan a limpiar los materiales de desperdicio de las células del cuerpo. Incluso producen lágrimas que lavan las capas epiteliales de los ojos.

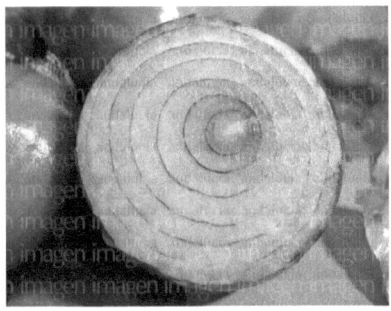
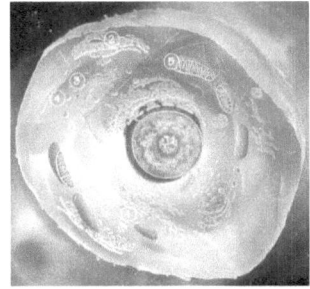

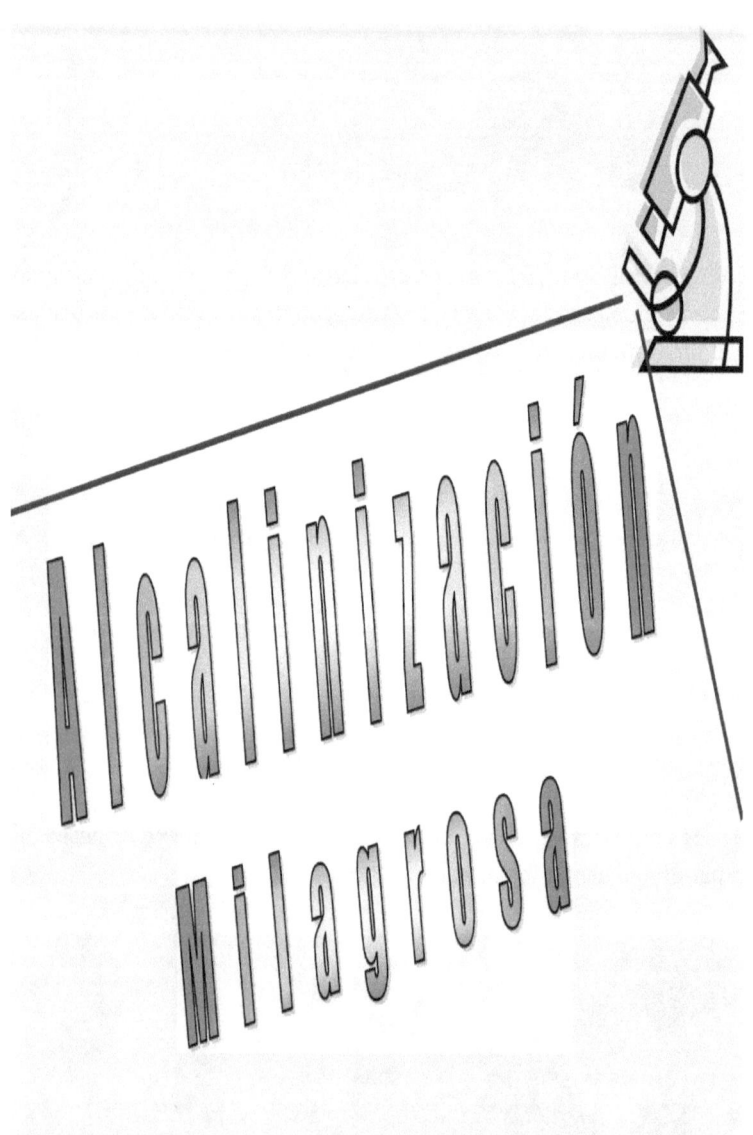

Nuestros cuerpos albergan
una gran cantidad de bacterias y hongos
que viven, crecen y sobreviven en armonía
cuando estamos comiendo y viviendo saludablemente.
**Pero pueden volverse altamente dañinos
cuando el medio en donde viven se altera.**

Esta alteración de ese medio
es fomentada por dietas altas en azúcar
o en hidratos de carbono,
también por agua y aire contaminados,
o por la destrucción de nuestra flora intestinal
a causa del uso de antibióticos u otros medicamentos (quimioterapia).

Las bacterias y hongos se alimentan de las mismas sustancias de las que se alimenta nuestro cerebro.

Cuando ingerimos en exceso, alimentos ricos en glucosa, también estamos alimentando en exceso a las bacterias y hongos que crecen y se multiplican desproporcionadamente.

El consumo de sustancias por parte de esa excesiva población desproporcionada provoca que el cerebro no reciba suficiente alimento, y como el cerebro es quien manda, inmediatamente emite las órdenes reclamando su ración.

Allí es cuando sentimos la urgencia de correr a ingerir algo dulce, o hidratos de carbono (se convierten en glucosa), o alcohol.

Y comienza así el círculo vicioso:
al ingerir más, crece la provisión de azúcares,
y con ello crece la multiplicación de bacterias y hongos,
y esa población en crecimiento reclama más alimentos
y sentimos la necesidad de ingerir más,
y más, y más, y **más**.....

Pero sucede que así como las bacterias y hongos obtienen su alimento de nuestra sangre, también vuelcan en ella sus desperdicios, toxinas que tornan cada vez más ácido el medio y que con el tiempo llegan a "envenenar" los tejidos.

Para poder procesar las toxinas, el hígado las convierte en alcohol (ácido) y ese exceso de alcohol en nuestro organismo, nos produce una sensación como la de estar borracho... mareado, desorientado, mentalmente confundido.

La acumulación excesiva de bacterias y hongos reduce la provisión de potasio y magnesio del cuerpo con la consecuente reducción de la energía celular que provoca fatiga en exceso, reducción de las fuerzas y la claridad de pensamiento, quita el entusiasmo, la ambición, la estamina; causa la liberación de radicales libres los cuales coadyuvan al proceso de envejecimiento.

Otros síntomas de acumulación de bacterias y hongos son los ataques de pánico, ansiedad, depresión, irritabilidad, dolores de cabeza, dolores en las articulaciones, inflamación en vías respiratorias, sinusitis, estrés glandular y problemas menstruales.

Muchos estudios científicos han coincidido
en que la bacterias y hongos
pueden llegar a causar enfermedades
cuando se les permite desarrollarse
en un terreno no sano (ácido).

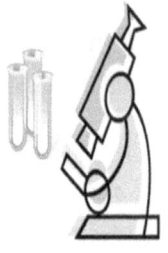

A través de diferentes estudios científicos (*)
analizando las células vivas de la sangre,
se han observado formas de bacteria que viven
en nuestro organismo (algunas incluso trabajan ayudando al cuerpo)
las que dependiendo del medio en que se desarrollaban,
a veces crecían y se alargaban volviéndose patógenas.
En algunos casos, mutando de "bacteria" a "hongo".

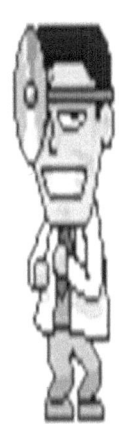

Pocos lo sabemos pero...

...la **acidez**
en el pH de los tejidos de nuestro cuerpo
suele ser el sello distintivo del **cáncer**
y de otros desequilibrios de la salud tales como:
enfermedades cardiovasculares,
problemas cerebrovasculares, patologías del riñón,
trastornos inflamatorios y enfermedades del pulmón.

El investigador Sang Whang, con 50 años de experiencia en el estudio del balance acido–alcalino, sostiene que:

> *Es el exceso de ácido en nuestro cuerpo*
> *Es lo que cultiva el cáncer.*

Y formula los siguiente postulados:

1) Las células saludables son alcalinas.

2) Un ambiente ácido contiene menos oxígeno que un ambiente alcalino.

3) Las células saludables mueren en un ambiente ácido, mientras que las celulas cancerosas mueren en un ambiente ALCALINO.

Sugiere que todo tratamiento contra el cáncer debería comenzar cambiando el ambiente ácido a un ambiente alcalino.

El **Dr. Robert O. Young,** actualmente el microbiólogo más reconocido a nivel mundial coincide con muchos científicos en que:
"La Enfermedad es la expresión de un exceso de ácidos en el cuerpo humano"

Robert O.Young es Doctor en Medicina, Microbiología y Nutrición.

Lleva 30 años realizando analisis de sangre viva y seca, y su investigación sobre el cáncer ha sido validada por un estudio científico británico.

Diariamente atiende a 14 pacientes en su Centro "Milagroso pH" ubicado cerca de San Diego, CA.

Su protocolo de **"Estilo de Vida Alcalino"** cuenta con un 100% de efectividad en quienes lo han aplicado y han logrado revertir un sin número de enfermedades metabólicas.

El Dr. Young, creador del concepto de la "Nueva Biologia", es autor de reconocidos best sellers: "El Milagroso pH", "Enfermo y Cansado", "El Milagroso pH para Diabetes", "El Milagroso pH para Perder Peso" y "El Milagroso pH para el Cancer"

Como cada día más científicos, el Dr. Robert O. Young sostiene que:

"Nuestro organismo fabrica y utliza bicarbonato de sodio como un sistema natural para mantener el diseño alcalino para prevenir la degeneración del tejido ".

(Recordemos el característico sabor a bicabornato que muchas veces sentimos en la boca previo al vómito)

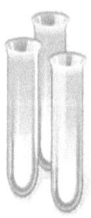

*"La hiper-alcalinización de los tejidos corporales
con bicarbonato de sodio
es la manera mas segura, eficaz y natural
para frenar cualquier condición cancerosa
y muchas enfermedades y procesos inflamatortios y más"*

Por años, el Dr. Tullio Simmoncini, oncólogo italiano, ha estado tratando el cáncer y destruyendo tumores mediante el uso de bicabornato de sodio.

El Dr. Simmoncini manifiesta;
"El bicabornato de sodio es un remedio seguro, extremedamente barato e innegablemente efectivo cuando se trata de tejidos cancerosos"

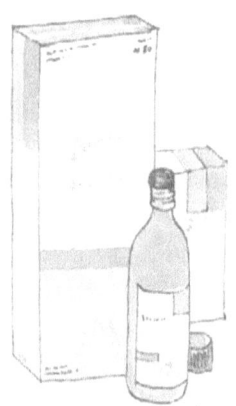

La mayoría de nosotros iniciamos nuestras vidas como seres
sanos

conforme envejecemos, y en gran medida a causa de nuestros
estilos de vida poco saludables,

bacterias y hongos se acumulan constantemente
en nuestro organismo rompiendo el equilibrio saludable en un
círculo vicioso cada vez más grave.

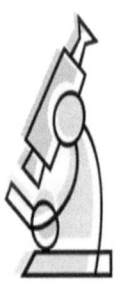

Las bacterias y hongos envenenan, estresan y
debilitan nuestro sistema inmunológico, y está
comprobado que la mayoría de las enfermedades
inmunológicas y condiciones infecciosas, son
causadas o empeoradas por la presencia de bacterias
y hongos.

El Dr. Robert Young manifesta:

"Durante años he observado el impacto que provoca lo que ingerimos en el delicado balance del pH de nuestra sangre. Y a través de mis investigaciones he comprobado que la combinación de 4 maravillosas sales de **bicabornato (sodio, magnesio, potasio y calcio)** *ocurre naturalmente en todos los fluidos de un cuerpo sano, con el propósito de mantener el balance alcalino-ácido natural y actuando como anti-oxidantes que retardan el proceso de envejecimiento.*

Una adecuada provisión de estas cuatro sales de bicabornato es la mejor protección contra el envejecimiento y toda enfermedad, incluyendo el cáncer, además de que mejoran el rendimiento atlético y al mejorar la salud en general, logran mejorar también el estado de ánimo y las energías.

"Durante los recientes juegos olímpicos en Beijing, varios de los principales atletas mejoraron su rendimiento e incluso lograron romper algunos records, ingiriendo 1 cucharada de bicabornato de sodio"

Para frenar el envejecimiento y recuperar la salud es necesario revertir el daño del ácido en las células mediante una dieta alcalinizante.

Es hora de hacer los cambios necesarios
en nuestro estilo de vida
para que nuestro cuerpo
vuelva a un estado de balance y armonía.

Mantenga una dieta con mayor % de alimentos alcalinos

alimento	alcalinidad			acidez		
	alta	mediana	baja	baja	mediana	alta
Verduras Porotos Legumbre	ajo apio brócoli cebada jugo de /verduras espinaca cruda perejil	algarroba chauchas habas lechuga remolacha zanahoria zucchini	aceitunas arvejas calabaza cebolla choclo fresco coliflor espárragos nabo papa porotos soja repollo tomate	batata espinada /cocida	poroto bco.	piclkes
Frutas	higos secos pasas de /uva	dátiles grosellas kiwi manzana mora papaya pera uva	ananá cerezas coco durazno frutilla lima limón mango naranja palta pomelo sandia	arándanos banana ciruela jugos /procesados	frutas en lata	
Cereales y Granos			lentejas mijo trigo negro	arroz integ. avena pan centeno pan salvado	arroz blanco galletitas pan blanco pastas pasteleria	buñuelos panqueues tortas fritas

Alimento	alcalinidad			acidez		
	alta	mediana	baja	baja	mediana	alta
Carnes				hígado ostras	cordero pavo pescado pollo	carne vaca cerdo mariscos pescado /en lata
Lácteos y huevos		leche /humana	Todos los descremados cuajada leche cabra leche soja queso cabra queso de /soja (tofu)	Todos los de leche entera crema helados manteca queso cottage yogur ent.	huevo queso /camembert quesos /duros en gral	queso de /rallar queso /parmensano quesos /procesados (maq.. fundido)
Semillas		almendras avellanas	castañas	de girasol de sésamo de zapallo	castañas de /cajú nueces pecan pistacchios	maní nueces
Aceites y Grasas			de canola de oliva de lino	de girasol de maíz margarina		
Bebidas	tés de /hierbas limonada	té verde	té de /jengibre	cocoa o cascarilla	gaseosas vino	café cerveza licores té negro
Endulzantes y Condimentos		miel de /maple	miel salvaje	azúcar bca. miel /procesada	azúcar negra chocolate ketchup mayonesa melaza mermelada mostaza	edulcorantes /artif.

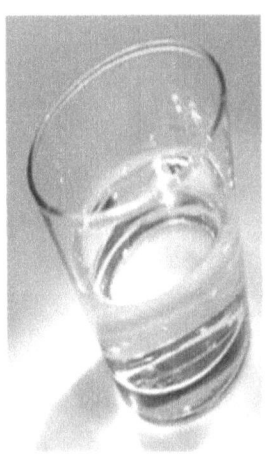

Beba al menos un litro de agua por día
a la que le haya agregado
una cucharada de bicabornato de sodio.

Esto ayudará a enjuagar su sistema y
a liberarlo de la acidez acumulada.

Para revertir casos de neumonía, asma, sinusitis, haga nebulizaciones de agua con un media cucharadita de bicarbonato de sodio , 2 o 3 veces por día.

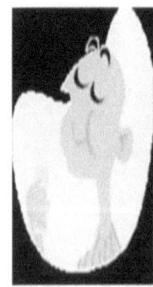 Para prevenir la acumulación de bacterias en la boca, haga buches con una mezcla de una cucharada de bicarbonato de sodio en un vaso de agua.

Para eliminar los residuos de químicos de su cabello, agregue una cucharadita de bicarbonato de sodio a su frasco de shampú.

De acuerdo al Dr. Robert O. Young:

"si logramos mantener nuestro cuerpo
con un pH alcalino entre 7.3 y 7.4
nos mantendremos libres de enfermedades"

Tome su bicabornato de sodio todos los días...

ES VERDADERA PREVENCIÓN

http://www.phmiracleliving.com/pHourSalts.htm

SÍNTOMÁS QUE APARECEN CON LA EDAD Y FORMA DE TRATARLOS . . .

El último es el más difícil de conseguir . . .

Síntomas provocados por necesidad de algunos alimentos;

Vea que interesante . . . a partir de una cierta edad, tenemos casi todos estos síntomas, provocados por la falta de los alimentos aquí mencionados.

1. <u>DIFICULTAD PARA PERDER PESO</u>
   <u>LO QUE ESTÁ FALTANDO:</u> Ácidos grasos esenciales y vitamina A. DONDE OBTENER: semillas de linaza, zanahoria y salmón - además de suplementos específicos.

2. <u>RETENCIÓN DE LÍQUIDOS</u>
   <u>LO QUE ESTÁ FALTANDO:</u> en verdad es un desequilibrio entre potasio, fósforo y sodio. DONDE OBTENER: agua de coco, aceituna, durazno, ciruela, higo, almendras, nueces, acelga, cilantro y los suplementos.

3. NECESIDAD DE DULCES
   LO QUE ESTÁ FALTANDO: cromo.
   DONDE OBTENER: cereales integrales, nueces, centeno, plátano, espinaca, zanahoria + suplementos.

4. CALAMBRE, DOLOR DE CABEZA
   LO QUE ESTÁ FALTANDO: potasio y magnesio. DONDE OBTENER: plátano, cebada, maíz, durazno, acerola, naranja, tomate y agua.

5. MOLESTIA INTESTINAL, GASES, HINCHAZÓN ABDOMINAL
   LO QUE ESTÁ FALTANDO: bacilos vivos.
   DONDE OBTENER: cuajada, yogurt, yakult y similares.

6. MALA MEMORIA
   LO QUE ESTÁ FALTANDO: acetil colina, inositol. DONDE OBTENER: lecitina de soya, yema de huevo + suplementos.

7. HIPOTIROIDISMO (PROVOCA AUMENTO DE PESO SIN CAUSA APARENTE)

LO QUE ESTÁ FALTANDO: yodo.

DONDE OBTENER: algas marinas, zanahoria, aceite, pera, piña, peces de agua salada con escamas y sal marina.

8. <u>CABELLOS QUEBRADIZOS Y UÑAS FRÁGILES</u>

LO QUE ESTÁ FALTANDO: colágeno.

DONDE OBTENER: peces, huevos, carnes magras, gelatina + suplementos.

9. <u>FLAQUEZA, INDISPOSICIÓN, MALESTAR</u>

LO QUE ESTÁ FALTANDO: vitaminas A, C, y E y hierro. DONDE OBTENER: verduras, frutas, carnes magras + suplementos.

10. <u>DESÁNIMO, APATÍA, TRISTEZA, INSATISFACCIÓN</u>

LO QUE ESTÁ FALTANDO: DINERO . . . .

DONDE OBTENER: Si llegas a saber, te pido que me lo digas, no seas egoísta; mira toda la información que te pase para que estés sanito . . . jaja cuida tu salud.

LAS PROPIEDADES DE LA LEVADURA DE CERVEZA

Durante muchos años la levadura de cerveza ha formado parte de la dieta del hombre. En algunas culturas, se utilizaba como complemento de una gran variedad de alimentos y bebidas, debido a su capacidad de mejorar el perfil nutricional de los mismos. La levadura de cerveza es un producto que se obtiene durante la fabricación de esta bebida pero no contiene alcohol. Básicamente, es un fermento que procede de la descomposición de la cebada y no es otra cosa que las células secas y pulverizadas de un tipo de hongo conocido como Saccharomyces cerevisiae, que no tiene ninguna repercusión en la salud de las personas sino todo lo contrario. También, la levadura de cerveza puede cultivarse en laboratorios para ser utilizada específicamente como suplemento nutricional. Sin embargo, es probable que este producto no posea el mismo valor nutrimental que la levadura obtenida a través de la fermentación de la cebada durante la elaboración de esta bebida.

Debido a su proceso de obtención la levadura de cerveza tiene un sabor muy amargo, que resulta desagradable para muchos consumidores, por lo que es sometida a un procedimiento de "lavado" que busca eliminar este sabor. Así, comercialmente se conocen dos tipos de levadura: amarga y desamargada. Básicamente la cantidad de nutrientes en estos dos tipos de alimentos son los mismos y solamente estudios muy detallados pueden mostrar que la levadura de cerveza amarga contiene una cantidad ligeramente mayor de nutrimentos.

Se trata de un complemento rico en proteínas y vitaminas del complejo B, además de una gran variedad de minerales. Es ideal para suplementar dietas deficientes, y constituye un alimento fácil de digerir y absorber por nuestro cuerpo. El contenido de proteínas de la levadura es el elemento nutricional más importante, pues corresponde aproximadamente al 40% de su composición. La levadura de cerveza es dos veces más rica en proteínas que las semillas oleaginosas como almendras, nueces y avellanas, y sólo es igualada por el huevo y la leche. Además contiene todos los aminoácidos considerados esenciales por la Organización Mundial de la Salud. Debe destacarse el alto contenido de dos aminoácidos: Lisina, que apoya el crecimiento normal y desarrollo de los huesos en niños y adultos, y Triptófano, que resulta de gran ayuda para conciliar el sueño.

El consumo de 20 a 30 gramos diarios de Levadura de Cerveza proporciona, a una persona adulta de 70 kg de peso, entre el 15 y el 17 % de la ingesta diaria recomendada de proteínas, de ello deriva que la levadura de cerveza sea un suplemento proteico bastante útil en dietas vegetarianas o simplemente dietas hipocalóricas deficientes en este nutrimento.

La levadura de cerveza constituye la mayor fuente natural de Ácido Fólico y es muy rica en otras vitaminas del complejo B como la B1, B2, Niacina (B3), Ácido Pantoténico (B5), B6 y Biotina (B8), todas ellas imprescindibles para el normal desarrollo de las funciones celulares durante el crecimiento y la reproducción, pero también con importante acción protectora y regeneradora de nuestro sistema nervioso.

Recientes estudios han demostrado que la suplementación con levadura seca, subsana total o parcialmente las deficiencias de Hierro, Cobre, Zinc, Cromo, Selenio, y Molibdeno que a veces presentan ciertas dietas. Por si fuera poco, su contenido en Fósforo, Calcio, Azufre, Manganeso y Silicio, también es importante. Los Nutriólogos recomendamos su consumo a aquellas personas que padecen Anemia, así como niños y adolescentes en crecimiento ya que favorece la formación de distintas hormonas. De igual manera, los deportistas encuentran en la levadura de cerveza un aliado para mejorar su rendimiento, pues aunado a su alto contenido de proteínas, facilita la oxigenación de los tejidos musculares.

No puedo dejar de mencionar que una de las propiedades más importantes de la Levadura de Cerveza es que en su composición se encuentra una forma biológicamente activa de Cromo conocida como factor de tolerancia a la glucosa (FTG), que se ha demostrado mejora la tolerancia a la glucosa y aumenta la efectividad de la hormona insulina, dejando ver sus beneficios en el tratamiento de las personas que cursan con Diabetes Mellitus. Así mismo, hay información científica confiable que señala que tras el consumo de Levadura de Cerveza suplementada se observan disminuciones del colesterol circulante en la sangre.

Además del contenido nutrimental ya descrito, la Levadura de Cerveza tiene cierto efecto reconstituyente y depurativo, combate la sensación de cansancio y se le ha atribuido la capacidad de mejorar el estado de piel, uñas y cabello. Finalmente, la Levadura de Cerveza ayuda a regular la función intestinal al participar en la renovación de la flora bacteriana y contiene sustancias activas que colaboran en el mantenimiento de las defensas del organismo, mejorando el sistema inmunológico.

Por todas estas características, la Levadura de Cerveza se trata de un suplemento muy completo desde el punto de vista nutricional, ideal para complementar la dieta de las personas ya mencionadas, además de ancianos con alimentación deficiente y en general cualquiera que busque mejorar la calidad de su dieta habitual. Particularmente, recomiendo la Levadura de Cerveza Pronat, ya sea en polvo, cápsulas o tabletas, por utilizar materias primas de grado farmacéutico y tratarse de un producto elaborado bajos estrictas normas de calidad, que aseguran todos los beneficios de este alimento.

También ayuda al crecimiento y Fortaleza de la caída del cabello mézclelo en la mañana con jugo de tamarindo natura.

COMO CUIDARSE LA PIEL

Realizar un tratamiento cosmético adecuado es el pilar fundamental en la lucha contra el envejecimiento a partir de los 30 años y, aún más, en los 50. Sin embargo, existe una serie de cuidados extra que los especialistas recomiendan para disminuir los signos del paso del tiempo y la falta de estrógenos:

Protección solar: utiliza filtros solares UVA y UVB durante todo el año, variando el índice de protección de acuerdo a la época y la calidad del sol al que te expongas.

Hidratación: toma entre 1,5 y 2 litros de agua por día.

Exfoliación: además de la limpieza diaria, realízate peelings cosméticos para favorecer la eliminación de las células muertas y limpiar los poros. La piel se mantiene más luminosa, elástica y homogénea.

Vida saludable: mantén una dieta balanceada rica en vitaminas y fibras, hacer actividad física de manera regular, Evita el consumo de alcohol y cafeína, y evita el cigarrillo por completo.

CÓMO LEER LA ETIQUETA EN LOS ALIMENTOS

Ya sé, usted probablemente está pensando, "¿quién tiene tiempo de leer las etiquetas en los alimentos mientras está comprando en el supermercado?

Es posible que se tarde bastante la primera vez que intente leer o incluso echarle un vistazo a la etiqueta, pero una vez que identifique las cosas que compra generalmente, la próxima vez será pan comido. También estará tranquila de saber que está comprando solo los mejores alimentos y bebidas y también los más sanos para usted y su familia.

APRENDA HOY, BENEFICIE SIEMPRE

Invierta en la salud de su familia. Planee ir al supermercado durante dos horas, sólo una vez, prestando mucha atención a las etiquetas de los alimentos. Estas dos horas le ahorrarán dinero y tiempo. Además de proteger la salud de su familia. Le sugerimos que:

Vaya sin los niños. El menor número de distracciones que tenga, mejor.

Coma antes de ir. El hambre puede ser es una gran distracción. Invite a alguien. Su hermana o a una amiga interesada en mejorar su salud porque aprender juntos es más divertido.

Lleve papel y pluma. Para anotar productos sanos que desea probar, o simplemente tomar notas.

CÓMO LEER LA ETIQUETA EN LOS ALIMENTOS

Hay 7 elementos principales que debe revisar en una etiqueta alimenticia. Esto es lo que debe saber sobre cada uno de ellos:

Nutrition Facts

Serving Size 3 oz (85g)
Servings Per Container 1

Amount Per Serving

Calories 180	Calories from Fat 90

% Daily Value*

Total Fat 10g	**15%**
Saturated Fat 40g	**20%**
Trans Fat 0.5g	
Cholesterol 70mg	**23%**
Sodium 60mg	**3%**
Total Carbohydrate 0g	**0%**
Dietary Fiber 0g	**0%**
Sugars 0g	
Protein 22g	

Vitamin A 0%	•	Vitamin C 0%
Calcium 2%	•	Iron 15%

*Percent Daily Values are based on a 2,000 calorie diet. Your daily values may be higher or lower depending on your caloric needs:

	Calories:	2,000	2,500
Total Fat	Less than	65g	80g
Saturated Fat	Less than	20g	25g
Cholesterol	Less than	300mg	300mg
Sodiuum	Less than	2,400mg	2,400mg
Total Carbohydrate		300g	375g
Dietary Fiber		25g	30g

Calories per gram:
Fat 9 • Carbohydrate 4 • Protein 4

TAMAÑO DE LA PORCIÓN

Comience revisando el tamaño de la ración. La etiqueta describe el valor nutricional de dicho tamaño de la ración, no de todo el paquete. Por ejemplo, si la etiqueta en un paquete de pasta dice que el tamaño de la ración es de una taza, pero usted generalmente come dos tazas de pasta, tiene que duplicar la información nutricional.

CALORÍAS

La persona promedio debe consumir aproximadamente 2000 calorías al día. Si no se mantiene activo deben consumir menos calorías. Suena como si fueran muchas, pero por ejemplo un paquete Big Mac de McDonald's (con su hamburguesa Big Mac, papas fritas medianas y una coca cola) contiene 1130 calorías. Esto es más de la mitad de las calorías que debe consumir en un día. Recuerde que las calorías que se incluyen en la etiqueta solo corresponden al tamaño de la ración y no para todo el paquete. Debe dividir las calorías que consume durante todo el día.

TOTAL DE GRASAS (incluyendo grasas saturadas y grasas trans)

El total de las grasas le indica la cantidad de grasa en una ración del producto que está revisando. Esto incluye las grasas sanas que el cuerpo necesita (monoinsaturadas y poliinsaturadas) y las grasas que no son sanas y cuyo consumo debemos limitar (grasas saturadas y grasas trans). Recuerde limitar el consumo de grasas saturadas y evitar todas las grasas trans.

COLESTEROL Y SODIO

Debe limitar el consumo de colesterol y sodio. La Asociación americana del corazón describe al colesterol como una sustancia suave y cerosa que se encuentra en los lípidos (grasas) del torrente sanguíneo y en todas las células del cuerpo." Es una parte importante de un cuerpo sano porque se utiliza para formar membranas celulares y algunas hormonas y se necesita para otras funciones. Sin embargo, un nivel alto de colesterol en la sangre es un factor de riesgo grave para una cardiopatía coronaria, lo cual provoca un ataque cardíaco. El sodio es la sal. Los adultos deben tratar de consumir menos de 2400 mg de sodio al día. Esto incluye la sal de mesa y la sal ya añadida a los alimentos. Si usted tiene presión alta, se le recomienda que consuma incluso menos sal. Los alimentos frescos generalmente contienen mucho menos sal que los alimentos empaquetados.

TOTAL DE CARBOHIDRATOS

El total de carbohidratos que viene en la etiqueta incluye azúcares, fibras dietéticas y otros carbohidratos. Los carbohidratos son parte de una dieta balanceada y sana. Sin embargo, hay algún os carbohidratos que son mejores que otros. Intente obtener la mayoría de sus carbohidratos de fuentes como las frutas, verduras, frijoles y granos enteros.

Los azúcares que vienen en las etiquetas alimenticias incluyen tanto los azúcares añadidos como los naturales. Los azúcares añadidos se encuentran en productos como los refrescos y las galletas mientras que los naturales se encuentran en la fruta y la leche. Limite el consumo de azúcares añadidos. Puede hacerlo consultando la lista de ingredientes que aparece en la parte inferior de la etiqueta alimenticia. Los nombres de azúcares añadidos que aparecen en las etiquetas incluyen:

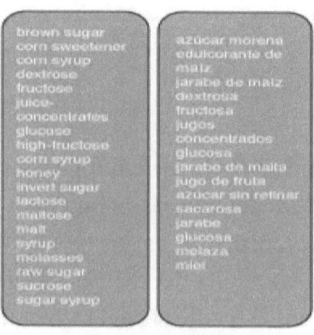

PROTEÍNA

Ayuda a desarrollar los músculos. Los alimentos como el pollo, el tofu, los mariscos, las nueces y los frijoles tiene un alto contenido en proteína.

INGREDIENTES

Como regla general, entre menos ingredientes tenga un producto

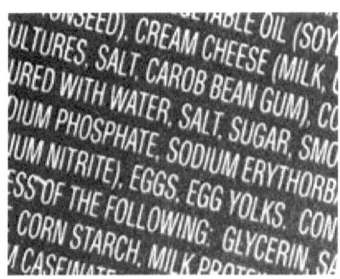

más sano será. Nuestro cuerpo evolucionó durante millones de años, alimentándose de la riqueza de la naturaleza y eso es lo que más le favorece. Los ingredientes se presentan en orden descendiente, de la cantidad máxima a la mínima. Esto quiere decir que los alimentos con azúcar que están en el primer o segundo lugar de la lista tienen un alto contenido de azúcar y un bajo contenido en otros nutrientes necesarios.

TÉRMINOS DE MODA: GRASA REDUCIDA, BAJO EN GRASA Y LIGERO

No deje que estas palabras lo hagan pensar que automáticamente estos productos son sanos. Estos términos se utilizan a menudo en los paquetes para describir productos que podrían tener un bajo contenido en grasas, pero no necesariamente quiere decir que son nutritivos. Un alimento bajo en grasa puede también tener un alto contenido de azúcar o calorías y no ofrecerle mucho beneficio.

{Lo más sano siempre serán los alimentos con un solo ingredientes.}

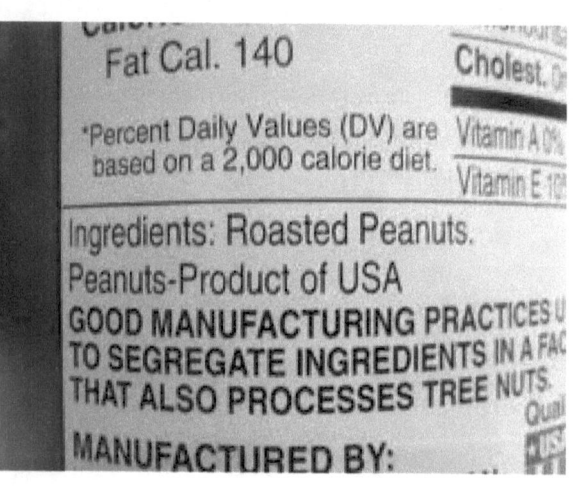

Fat Cal. 140

Cholest. 0r

*Percent Daily Values (DV) are
based on a 2,000 calorie diet.

Vitamin A 0%

Vitamin E 10%

Ingredients: Roasted Peanuts.
Peanuts-Product of USA
GOOD MANUFACTURING PRACTICES U
TO SEGREGATE INGREDIENTS IN A FAC
THAT ALSO PROCESSES TREE NUTS.

MANUFACTURED BY:

Ingredients: Sugar, enriched flour (wheat flour, niacin, reduced iron, thiamine mono-nitrate, riboflavin, folic acid), peanuts, vegetable shortening (palm, partially hydro-genated palm kernel, and/or cottonseed oils), contains less than 2% of: cocoa (pro-cessed with alkali), high fructose corn syrup, corn syrup solids, leavening (sodium bicarbonate, monocalcium phosphate, ammonium bicarbonate), salt, soy lecithin, natural and artificial flavor, artificial color (red #40 lake, yellow #5 lake, blue #1 lake, blue #2 lake).

Contains: Wheat, soy, peanuts.

ALLERGEN INFORMATION: This product is manufactured on equipment that processes products containing milk and coconut.

LA NUEZ EL ALIMENTO MÁS NUTRITIVO Y SALUDABLE

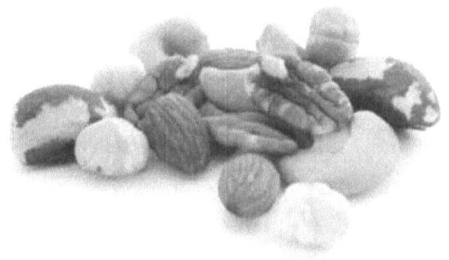

Las nueces contienen más y mejores antioxidantes que otros frutos secos de cáscara.

Los estudios han demostrado que los frutos secos, en particular los de cáscara dura, son alimentos muy nutritivos y buenos para la salud, en particular para el bienestar del corazón.

Ahora, una nueva investigación centrada en los frutos de cáscara dura encontró que, entre ellos, la nuez es un producto natural "casi perfecto" por su alto nivel de antioxidantes y proteínas.

Historias relacionadas

- Las nueces ayudan a reducir el colesterol
- Alimentos para el corazón

Además de sus beneficios nutricionales, estos productos contienen altos niveles de polifenoles, compuestos químicos antioxidantes que ayudan al organismo a contrarrestar los efectos de las moléculas que causan oxidación y dañan a las células.

Estudios pasados sugieren que el consumo regular de estos frutos secos puede reducir el riesgo de enfermedades cardiovasculares, determinados tipos de cáncer y diabetes tipo 2.

Más y mejores antioxidantes

Según los científicos de la Universidad de Scranton, Pensilvania (EE.UU.), entre todos los frutos secos de cáscara dura las nueces contienen una combinación de antioxidantes mayor en número y calidad que cualquiera de ellos.

El estudio -que fue presentado durante la Reunión Anual de la Sociedad Química Estadounidense- analizó los niveles de nutrientes en nueve tipos de frutos de cáscara dura: las nueces, pistachos, almendras, cacahuates (maníes), nuez de Brasíl, piñones, anacardo (castaña de cajú o nuez de la India en distintos países), macadamias y pacanas.

"Un puñado de nueces contiene casi dos veces más antioxidantes que una cantidad equivalente de otro fruto seco de cáscara dura que se consume comúnmente".

Todos estos productos son ricos en nutrientes como vitamina E, minerales, y ácidos grasos monoinsaturados y poliinsaturados.

Los científicos encontraron que la nuez contenía más antioxidantes polifenoles que cualquier otro fruto.

"Hallamos que está por encima de los manís, las almendras, las pacanas, los pistachos y otras nueces".

"Un puñado de nueces contiene casi dos veces más antioxidantes que una cantidad equivalente de otro fruto seco de cáscara dura que se consume comúnmente".

"Pero lamentablemente la gente no come suficientes nueces. Y este estudio muestra que se debe ingerir más de este producto como parte de una dieta sana", añade el investigador.

Grasas "buenas" las nueces no sólo contienen más antioxidantes que otros frutos secos, sino que además los antioxidantes que contiene son mucho más poderosos y potentes.

Por ejemplo, los polifenoles antioxidantes de la nuez son entre cuatro y 15 veces más potentes que la vitamina E, que -se sabe- es muy beneficiosa por sus poderosos efectos antioxidantes.

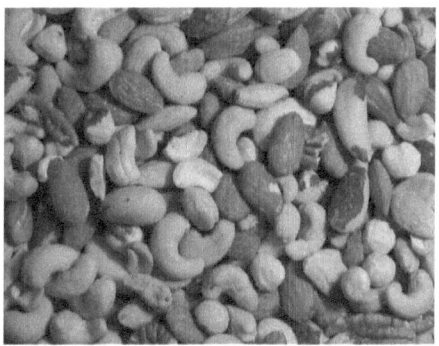

El estudio analizó el nivel de antioxidantes en nueve tipos de frutos secos.

Otra ventaja para elegir a la nuez como una fuente de antioxidante,. "El calor que se desprende al tostar el fruto por lo general reduce la calidad de sus antioxidantes"
"La gente come nueces crudas y sin tostar, y así se obtiene toda la efectividad de esos compuestos", agrega.

Una creencia equivocada sobre estos productos, por la cual no se suelen comer grandes cantidades de ellos, es que se piensa que engordan por su alto contenido de calorías y grasas.

"las nueces contienen grasas poli-insaturadas y mono-insaturadas, que son 'grasas buenas', y no contienen las dañinas grasas saturadas que pueden causar estrechamiento de las arterias".

Y para completar sus beneficios como alimento "casi perfecto", las nueces son una fuente rica de proteínas de alta cantidad, que según los investigadores pueden sustituir a la carne, además de vitaminas, minerales, fibra y están libres de lácteos y gluten. basta con comer unas siete nueces al día para obtener todo el potencial de los beneficios a la salud de estos productos.

Gracias a todos los que colaboraron con este libro en sacarlo a la Luz en darme ideas; Cristina Lazaro de Palibrio por su paciencia y gran ayuda/ a Yahilily Garcia por su apoyo y aporte en la foto de mis tres décadas/ a Wilmer Valencia por la foto de portada y contra portada del libro/ a Oscar Gustavo José Pereira Marques Licenciado en Informática Docente Universitario ayudo a la revision y correcion de el libro. A mi familia y amigos siempre presentes en todo el proceso. Y a Nuestro Dios mi Padre Celestial que con su mano tocó este libro para el beneficio de sus hijos y de sus propios templos que eres tú quien está leyendo este libro.

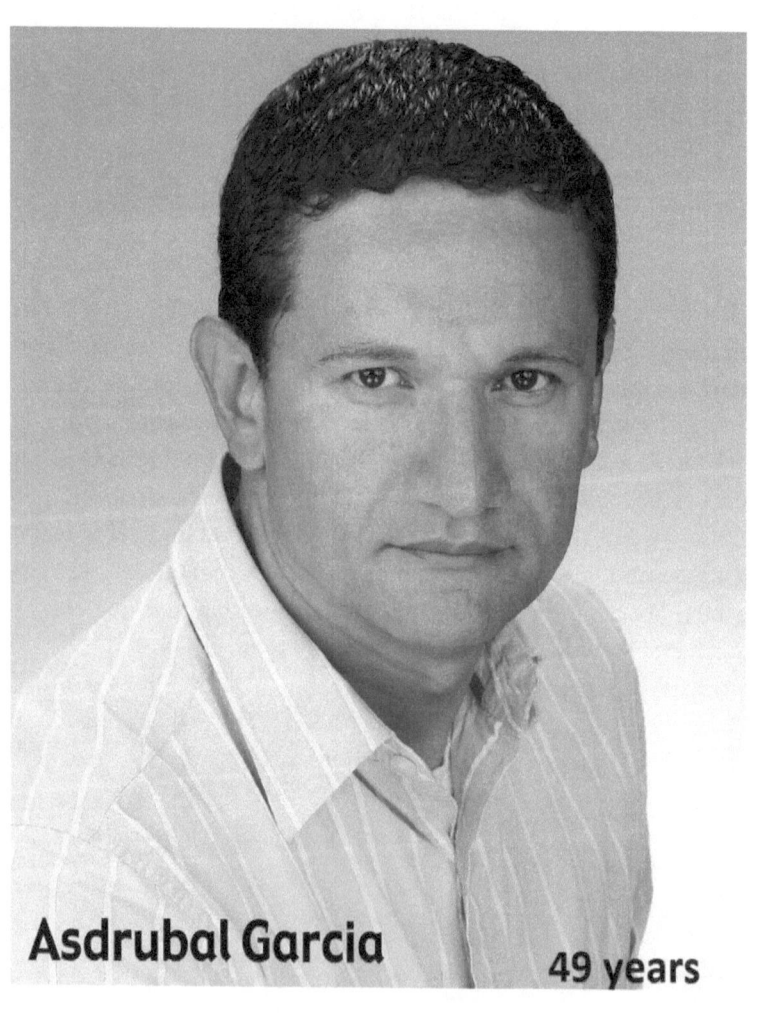

Asdrubal Garcia

49 years

*Drubin*Life®.com

The new revolution of nutrition ™

www.drubinlife.com